MONOGRAPHIEN AUS DEM GESAMTGEBIETE DER NEUROLOGIE UND PSYCHIATRIE

HERAUSGEGEBEN VON

O. FOERSTER-BRESLAU UND **K. WILMANNS**-HEIDELBERG

HEFT 22

DIE BETEILIGUNG DER HUMORALEN LEBENSVORGÄNGE DES MENSCHLICHEN ORGANISMUS AM EPILEPTISCHEN ANFALL

VON

Dr. MAX DE CRINIS

ASSISTENT DER UNIVERSITÄTSNERVENKLINIK IN GRAZ

MIT 28 KURVEN IM TEXT

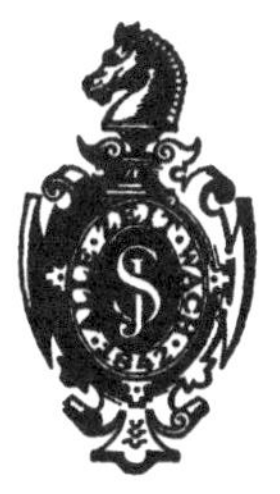

BERLIN

VERLAG VON JULIUS SPRINGER

1920

ISBN-13:978-3-642-88947-9   e-ISBN-13:978-3-642-90802-6

DOI: 10.1007/978-3-642-90802-6

MEINEM VEREHRTEN LEHRER
PROF. DR. FRITZ HARTMANN

Vorwort.

Auf der Versammlung deutscher Nervenärzte in Hamburg hat Hartmann (93 b) gelegentlich der zur Diskussion gestellten Frage der klinischen Stellung der Epilepsie auf die grundlegende humoralpathologische Bedeutung der Erkenntnisse von der Anaphylaxie und dem parenteralen Eiweißzerfalle (H. Pfeiffer 94) für die pathogenetische Auffassung und damit auch für klinische Stellung des epileptischen Anfalles hingewiesen.

Schon vorher (93 a) hatte er unter dem Hinweise auf gewisse typische Erscheinungen der experimentellen Anaphylaxie für die durch endogene Giftwirkungen bedingten Erscheinungen am Nervensysteme im allgemeinen die Vermutung ausgesprochen, daß solche anaphylaktischen Vorgängen ihre Entstehung danken. Ob Anschauungen, hinsichtlich der intimen Beziehungen von Giftwirkung und Nervensystem, wie sie die Narkoseversuche von Meyer - Overton hinsichtlich der Lösungsaffinität der im Nervensysteme reichlich vorhandenen Lipoide zu Tage gefördert haben, mutatis mutandis auch für die Vorgänge zwischen Gift und Gewebe bei den endogenen Giftwirkungen zu Recht bestehen, hält er künftigen Untersuchungen für vorbehalten.

Die Forschungen über das Verhalten des antitryptischen Serumtiters von Rosenthal (18), Simonelli (19), Juschtschenko (20) bei Epilepsie, von Russnjak (190) beim anaphylaktischen Schock, die Arbeiten H. Pfeiffers über die parenteralen Eiweißzerfallstoxikosen sowie die augenscheinliche Übereinstimmung des klinisch-symptomatologischen Bildes der paroxystischen Zustände waren zunächst die ersten Stützen des Problems.

Die von der Grazer Nervenklinik von diesen Gesichtspunkten aus vorgenommenen Untersuchungen des Blutbildes (Hartmann, di Gaspero (93c), di Gaspero (112), zeigten mannigfache Übereinstimmungen mit den für die Serumkrankheit, den anaphylaktischen Schock, die Vergiftung mit Witte-Pepton, die Verbrühungserkrankung, die Eklampsie gefundenen (also den „Eiweißzerfallstoxikosen" H. Pfeiffers) und bestätigen hinsichtlich der Eosinophilen für den epileptischen Anfall die schönen Befunde von Schlecht (114) bei Anaphylaxie. Gleichzeitig konnte der Befund von Pfeiffers Harntoxizität beim anaphylaktischen Schok bei der Peptonvergiftung, bei den photodynamischen Lichtwirkungen, der Uraemie, der Hämolysinvergiftung usw. durch seine Untersuchungen mit O. Albrecht (16c) (Nervenklinik Graz) auch für den epileptischen Anfall festgestellt werden; Franz (13) konnte über Pfeiffers Anregung analoge Befunde bei Eklampsie erheben.

Pfeiffer und de Crinis (16f) bestätigen inzwischen die Befunde vom Verhalten des antitryptischen Serumtiters bei Epilepsie und stellten das genauere Verhalten desselben zum Anfalle fest. Pfeiffer und Jarisch (16a) und de Crinis (55) bestätigten analoge Verhältnisse für den anaphylaktischen Schock, Franz (13) erhoben gleiche Befunde bei der Eklampsie.

Damit waren nicht nur der Anschauung Hartmanns über den epileptischen Anfall, sondern auch Weichhardts (11) schon früher geäußerter Vermutung von der Eklampsie als einer anaphylaktischen Erscheinung die zunächst erreichbare Bestätigung zuteil.

Von dem weiteren Ausbau dieser Erkenntnisse ist die endliche Klärung der pathogenetischen Vorgänge beim epileptischen Anfalle ebenso zu erwarten, wie voraussichtlich auch eine Aufklärung der vermutlich gesetzmäßigen intimen Beziehungen zwischen endogener Giftwirkung und Nervensystem überhaupt.

Angesichts der erlangten Bedeutung dieser Erkenntnisse erschien es an der Zeit, die Ergebnisse neuer Untersuchungen über das Verhalten des Serumeiweißgehaltes, der Blutgerinnungsfähigkeit und des Lipoidstoffwechsels im allgemeinen, insonderheit bei Epilepsie, welche mich in den letzten Jahren beschäftigten, einerseits mit dem humoralpathologischen Vorstellungen früherer medizinischer Epochen zu vergleichen und andererseits mit den bisherigen neuzeitlichen Forschungsergebnissen in greifbare Beziehung zu setzen.

Die bisherige neuzeitliche Entwicklung in der Erforschung der Zusammensetzung der Körpersäfte im gesunden und kranken Zustande hat sich fast ausschließlich mit diesen Erscheinungen an sich beschäftigt ohne ihren Wirkungen auf Struktur und Stoffwechsel der Organe nachzugehen.

Dies zeigt die Entwicklung der Lehre von der Infektion und Immunität, der Aufbau der Serologie und der Fermentforschung. Wir treten nunmehr in eine Phase, in welcher man sich bemüht, die Beziehungen der Vorgänge in den Körpersäften und deren krankhafter Veränderungen zum morphologischen und chemischen Aufbau der zellulären Funktion der einzelnen Organe und damit des gesamten Körpers herzustellen. Mit diesen Bemühungen nähern wir uns der neuzeitlichen Ausgestaltung der grundlegenden Gedanken Rokitanskys und erheben uns von der rein serologischen Betrachtung zur humoralpathologischen.

GRAZ, April 1920.

Übersicht.

I. Einleitung.

II. Die Wandlungen der Ansichten über die Bedeutung der humoralen Erscheinung bei Epilepsie.

III. Eigene Untersuchungen.

I. Einleitung.

1. Geschichte der Humoralpathologie.

Die Fortschritte der modernen Humoralpathologie und die Bedeutung der humoralen Veränderungen bei den verschiedenen Erkrankungen für den Krankheitsprozeß als solchen und die Entstehung der verschiedenen Krankheitszustände hat ganz neue Perspektiven für die Pathologie auf allen Gebieten der Medizin eröffnet. Doch auch dafür gilt der alte Spruch „nil novi sub sole" — und die Geschichte der Medizin lehrt uns, daß schon von den ältesten Ärzten den Körpersäften eine maßgebende Bedeutung für die Entstehung der Krankheiten beigemessen wurde, und daß das ärztliche Denken während des Altertums und Mittelalters und in der Neuzeit noch bis in die Mitte des 19. Jahrhunderts von derartigen Vorstellungen beherrscht wurde.

Wenn ich im folgenden ohne Anspruch auf eine lückenlose historische Darstellung die mir wesentlich erscheinenden Gedankengänge und Ergebnisse humoralpathologischer Natur in Kürze zusammenfasse, so geschieht dies, um in der Gegenüberstellung der alten mit den neugewonnenen Standpunkten einen beiläufigen Überblick über die Entwicklung und die Zusammenhänge dieser ärztlichen Vorstellungen zu geben.

Die Humoralpathologie, die Lehre von den krankhaft veränderten Körpersäften — Humores — ist wohl so alt, als die Medizin selbst.

Schon die ältesten griechischen Ärzte hatten die Vorstellung, daß die Krankheiten ganz allgemein durch eine veränderte Mischung der flüssigen Körperbestandteile hervorgerufen werden. Als Ursache der veränderten Mischung dachten sie sich ungenügende Verarbeitung der Nahrung oder mangelhafte Tätigkeit des Darmes und zu geringe körperliche Bewegung, ohne welche ja die Verdauung nicht vollkommen vor sich gehen könne.

Wir können also schon in den Uranfängen der Medizin beobachten, wie der Verdauung — der Stoffwechselchemie — schon die größte Bedeutung beigelegt wurde.

Herodikus aus Megara — ein Zeitgenosse Platos — ging in seinen Anschauungen über die Bedeutung der Körpersäfte für das Entstehen von Krankheiten schon weiter und unterschied saure von bitteren Körperflüssigkeiten, von denen die überschüssigen Säfte zum Gehirn aufsteigen können, um hier durch die Siebbeinzellen in die Nase als Schleim ausgeschieden zu werden. Dieser Schleim kann nach seiner Meinung nun wieder Anlaß zu neuen Krankheiten werden.

Von maßgebendem Einfluß für die Vorstellungen des ganzen Altertums jedoch waren die Lehren des größten Arztes des Altertums Hippokrates.

Hippokrates übertrug seine naturphilosophische Vorstellung — die Welt bestehe aus den vier Elementen: Feuer, Wasser, Luft und Erde — auch auf seine medizinischen Lehren und bezeichnete diese vier Grundstoffe als die Elemente des menschlichen Körpers, deren abnorme Mischungen die Krankheiten hervorrufen sollen. Diese abnormen Mischungen spiegeln sich nach seiner Meinung hauptsächlich in den Veränderungen der Körperflüssigkeiten, von denen er genau so wie bei den Grundstoffen vier unterschied: das Blut, den Schleim, die gelbe und die schwarze Galle.

Durch falsche Mischung (Krasis) dieser vier Elemente miteinander kommen die verschiedenen Krankheiten zustande.

Hippokrates hat damit eine neue Lehre in der Humoralpathologie eingeführt, die im 19. Jahrhundert durch Rokitansky wieder eine Bedeutung erlangte, die Krasenlehre.

Galen, nach Hippokrates der bedeutendste Arzt und Forscher des Altertums, übernahm diese Lehren Hippokrates', erweiterte sie jedoch dahin, daß er das Blut als jenen Körpersaft bezeichnete, in welchem sich die Mischung der vier Körperflüssigkeiten vollziehe.

Dadurch war das Blut in der Humoralpathologie als der wichtigste Körpersaft erkannt worden, dessen veränderte Mischung (Krasis) die Krankheiten hervorrufen soll.

Die Therapie Galens war daher hauptsächlich auf Beseitigung dieser Schädlichkeiten in der Blutmischung bedacht, durch den von Galen so eingebürgerten Aderlaß.

Die Lehren Galens und die Grundvorstellungen Hippokrates' hielten sich durch dreizehn Jahrhunderte und wurden erst durch Vesal und Paracelsus im 16. Jahrhundert angefochten. Hielt auch Paracelsus und seine Schule an der Humoralpathologie fest, so verwarf er die Vorstellungen der Alten über die vier Grundstoffe vollständig und führt dafür drei neue Grundelemente ein: Sulfur, Mercurius und Sal, die jedoch nur symbolisch gemeint waren.

Die richtige Mischung dieser Grundstoffe käme durch den Archaeus zustande, genau so wie die pathologische Krasis durch seine pathologische Einwirkung entstehe.

Wir sehen, daß Paracelsus trotz seiner Absicht, die Lehren Galens umzuwerfen, sich seinem Einflusse in den humoralpathologischen Vorstellungen nicht vollständig entziehen konnte.

Erst durch Sylvius, etwa hundert Jahre später als Paracelsus, kam durch die ersten Anfänge der Chemie ein neuer Zug in die Vorstellungen über die Bedeutung der Körpersäfte auf die Krankheiten.

Sylvius führte alle Lebensvorgänge, gleichgültig ob physiologisch oder pathologisch, auf chemische Vorgänge zurück und inaugurierte damit eine neue Richtung in der Humoralpathologie — die Chemiatrie.

Er war der erste, der zur Annahme gelangte, daß die Verdauungssäfte, unter denen er neben dem Speichel, dem sauren Magensaft und der alkalischen Galle noch einen sauren Pankreassaft und einen Milzsaft unterschied, durch Fermentation in Wirksamkeit treten.

Es kommen also nach seinen Vorstellungen die Krankheiten durch eine abnorme Zusammensetzung der festen und flüssigen Körperbestandteile zustande, die ihrerseits wieder von der abnormen Beimischung der fermentativ wirkenden Sekrete abhängt.

Eine besondere Bedeutung mißt er der „sauren" Lymphe bei, welche von den Lymphdrüsen produziert wird und vom Gehirn durch die Nerven bis zu deren Ende strömt.

Sylvius nennt diese Lymphe Lebensgeister — Spiritus animales. Alle Krankheiten des Nervensystems seien auf die Behinderung der Strömung dieser Lebensgeister zurückzuführen, da durch diese Behinderung der Strömung die Nervenbahnen verlegt werden.

Von dieser Lehre Sylvius' waren bald alle Ärzte der verschiedenen Länder erfüllt, und wenn sie auch von späteren Forschern wie Willis, Bohn u. a. angefochten wurde, so hielt sie sich in groben Umrissen doch bis an das Ende des 18. Jahrhunderts.

Von den Körpersäften erlangte allmählich das Blut fast die alleinige Bedeutung, die Verunreinigung und die Mischungsstörungen wurden immer mehr in das Blut verlegt, so daß aus der Humoralpathologie mehr und mehr eine Hämatopathologie entstand.

Gefördert wurde die bedeutende Rolle des Blutes unter den Körpersäften durch die Forschungen Haweys über den Blutkreislauf, der erst von diesem Forscher erfaßt wurde.

Mit dem Interesse an der Zirkulation und ihren mechanischen Bedingungen wuchs auch das Interesse für die morphologische Zusammensetzung des Blutes.

Gegen das Ende des 17. Jahrhunderts fand ja Leeuwenhoek die roten Blutkörperchen und hundert Jahre später Hewson die weißen.

Hewson beschrieb auch als erster genau die Blutgerinnung und erkannte die Bedeutung des Blutfaserstoffes (Fibrin) für die Gerinnung.

Durch diese grundlegenden Forschungsergebnisse gewann neben den Blutmischungsverhältnissen im Blut auch dessen Gerinnung das größte Interesse.

Hunter machte die meisten physiologischen und pathologischen Vorgänge im Organismus von der Koagulation abhängig, von der er sagte: „Die Koagulation ist der erste Schritt, den das Blut macht, um sich dem Organismus nützlich zu machen."

Den Höhepunkt erreichte die Humoralpathologie in der Mitte des 19. Jahrhunderts durch ihre angesehenen Vertreter Andral und Rokitansky.

Andral, angeregt durch den Aufschwung der Chemie, wandte chemische Untersuchungsmethoden auf das Blut an, suchte durch Analyse des Blutes die Zusammensetzung desselben zu ermitteln und die verschiedenen Erkrankungen mit diesen Veränderungen der Zusammensetzung in Beziehung zu bringen.

Wichtig für seine Krankheitslehren war vor allem der Fibringehalt des Blutes, von dem er die Gerinnungszeit abhängig machte; ferner der Albumingehalt des Serums und endlich fremde Beimischungen des Blutes, wie die „Enzephaloidmassen", unter denen er wahrscheinlich die Überschwemmung mit weißen Blutkörperchen, z. B. bei Leukämie, verstand.

Die Lehren Andrals gipfelten in dem Satze, daß bei vielen Krankheiten die Veränderungen im Blute denen im festen Gewebe vorangehen und daher das Primäre dieser Krankheiten darstellen.

Gleichzeitig und unabhängig von ihm hat Rokitansky — der Begründer der berühmten Wiener Schule — die Humoralpathologie zu größtem Ansehen gebracht.

Wenn er auch in seiner Spekulation zu weit ging und dadurch seine Widersacher herausforderte, so sind seine Lehren doch ein Denkstein in der Geschichte der Medizin geblieben.

Er übernahm zunächst die Anschauungen Hewsons und Hunters, daß die gerinnbaren Stoffe des Blutes, das Fibrin, innerhalb und außerhalb des Gefäßsystems alle physiologischen und pathologischen Neubildungsprozesse verursachen.

Rokitansky hielt also das Fibrin für eine plastische Substanz, unterschied aber davon noch die aus den Ernährungsflüssigkeiten stammenden, zur Gewebsbildung geeigneten Stoffe, die er Blasteme nannte.

Diese Blasteme können in ihrem rohen Zustand bestehen bleiben, oder aber sie können wachsen, endlich durch Zerfall oder Resorption verschwinden.

Die Entwicklungsmöglichkeit dieser Blasteme ist abhängig von der Beschaffenheit des Blutes und zwar von dem richtigen Mischungsverhältnis.

Rokitansky kam so auf die schon im Altertum und Mittelalter verbreiteten Lehren zurück, die die Ursachen der physiologischen und pathologischen Vorgänge auf die Mischungsverhältnisse des Blutes beziehen.

Er begründete damit die neue Krasenlehre.

So lehrte er eine Blutfaserstoffkrase — Hyperinose —, bei der also der Fibringehalt des Blutes abnorm erhöht sei und rechnete die meisten entzündlichen Erkrankungen hieher.

Er unterschied eine einfache Faserstoffkrase: das Exsudat geht in die Gewebe über, z. B. bei den adhäsiven Verwachsungen, von einer kruppösen Krase, bei der das Exsudat in Zerfall übergeht. Er kennt eine tuberkulöse Faserstoffkrase, in der es zu Knötchenbildung kommt; eine pyämische Krase, durch die der Faserstoff rasch destruiert und verflüssigt wird. Das Blut kann aber auch abnorm arm an Fibrin und reich an Albumen sein. Dadurch kommt es zu Krankheiten wie Plethora, Gicht, Rachitis, akuter Tuberkulose, Krebs, Typhus, Tetanus, Säuferdyskrasie, chronischen Geisteskrankheiten usw.

In eine dritte Krasengruppe reiht er Hydrämie und Anämie, in der das Blutwasser vermehrt und dadurch andere Bestandteile vermindert sind.

Die vierte Gruppe von Krasen umfaßt die Zersetzung, faulige septische Krase, Sepsis des Blutes, bei welchen das Fibrin vermehrt und vermindert sein kann.

Da Rokitansky über die chemischen Grundlagen der speziellen Krasen sich doch nur unbestimmt ausdrücken konnte — sagte er doch: „Das Wesen der speziellen Krasen bei so heterogenen Zuständen aufzufinden, ist die Aufgabe künftiger Zeiten und nicht wohl der Anatomie, sondern der Chemie" — wurde gerade diese Krankenlehre am heftigsten bekämpft.

Insbesondere Virchow brachte die Krasenlehre und mit ihr auch die ganze Humoralpathologie durch seine großartigen Untersuchungen an der kranken Zelle (Zellularpathologie) zum Fall, indem er durch seine Forschungen die Anschauung mit größtem Erfolg verbreiten konnte, daß die kranke Zelle das Primäre, die krankhaften Blutmischungen das Sekundäre (sekundäre Krasen) in der Entstehung der Krankheiten darstellt.

Es ist begreiflich, daß unter dem Eindrucke von Virchows Forschungen die Zellularpathologie die Humoralpathologie in der Folgezeit gänzlich verdrängte, so daß dieselbe in Vergessenheit zu geraten schien. Erst durch den Aufschwung der Bakteriologie und der dadurch bedingten Lehre von den Infektionskrankheiten und den rasch sich mehrenden Kenntnissen auf dem Gebiete der Immunforschung, kam die Humoralpathologie allmählich wieder zu Ehren.

2.

Vor allem waren es die immunisatorischen Vorgänge am Organismus, welche die Bedeutung der Körpersäfte für die Reaktion und Abwehrvorkehrung, damit den Verlauf der infektiösen Erkrankungen erkennen ließen und so entstand ein ganz neuer Zweig in der Medizin: die Immunitätslehre. Aber auch durch den Fortschritt der physiologischen Chemie erfuhr die Humoralpathologie insofern eine große Förderung, als die Körpersäfte genau analysiert, die Veränderung der Körpersäfte unter normalen und pathologischen Verhältnissen studiert wurden und endlich auch der Gesamtstoffwechsel und seine Beziehung zu den Körpersäften erfaßt werden konnte.

Dazu war es natürlich notwendig geworden, die Chemie der Zellen und Gewebe einem genauen Studium zu unterziehen, durch welches Studium die Tätigkeit der Fermente, der Träger aller Lebensvorgänge der Zelle, nicht nur für die Zelle, sondern auch für den Gesamtstoffwechsel, in das richtige Licht gesetzt werden konnte. Für alle Vorgänge immunisatorischer Art und des Stoffwechsels stellen natürlich die Körpersäfte und zwar das Blut das Vehikel dar, mittels welchem der Organismus nach allen Seiten hin entsprechend beteilt wird.

Aber auch in den vom Organismus ausgeschiedenen Körpersäften wie dem Harn spiegeln sich natürlich die Vorgänge speziell der Stoffwechsel wieder.

So sehen wir, daß mit dem Fortschritt auf dem Gebiete der Stoffwechselchemie auch die Humoralpathologie einen neuen Auftrieb erhielt.

Dazu kommt noch, daß die experimentelle Medizin immer dringender die Lösung von Problemen fordert, für die die Zellularpathologie nicht mehr ausreichte. Lernte man doch Krankheiten kennen, bei denen keine pathologischen Veränderungen an den Zellen primär beobachtet werden konnten, sondern anzunehmen ist, daß erst durch Giftstoffe der Körpersäfte und zwar des Blutes, die Zelle und ihre Funktion geschädigt werde.

So entwickelte sich der Begriff der Toxikosen, das ist jener Erkrankungen, bei denen der Organismus durch die in die Blutbahn verschleppten Gifte (Toxine), die sich durch pathologische Vorgänge im Organismus selbst erst bilden können oder von außen zugeführt werden, geschädigt wird.

Von allen diesen Vergiftungszuständen, die durch Vorgänge am Organismus selbst zustande kommen, erfordert die Anaphylaxie das größte Interesse.

Unter Anaphylaxie versteht man bekanntlich die Überempfindlichkeit des tierischen Organismus gegenüber der Zufuhr parenteralen artfremden Eiweißes (d. h. mit der Zufuhr) bei Umgebung des Verdauungstraktes.

In der Medizin ist diese Erscheinung schon seit 80 Jahren bekannt und wurde von Morgenroth und Magendie[1]) zuerst beschrieben.

Sie konnten nämlich beobachten, daß Kaninchen nach einer zweiten Injektion von derselben an und für sich ungiftigen Eiweißart zugrunde gehen.

Lewis[2]) und Flexner[3]) bestätigten diese Befunde durch Versuche mit Hundeserum und einige Jahre später veröffentlichte Richet in Gemeinschaft mit Hericourt[4]) die Ergebnisse ihrer Untersuchungen von der Wirkung des Aalserums auf Hunde. Sie fanden nämlich, daß Hunde nach Behandlung mit dem Aalserum wider Erwarten keine Immunität erwarben, sondern für eine zweite Behandlung noch empfindlicher wurden. Sie bleiben also durch keine Immunvorgänge geschützt — sie waren ohne Schutz — anaphylaktisch.

Aber schon vor Flexner hatte v. Behring[5]) gemeinsam mit Kitashina und Knorr[6]) die Beobachtung machen können, daß Pferde, welche gegen Diphtherietoxin immunisiert worden waren, trotz des hohen Antitoxingehaltes des Serums, auf eine neuerliche Injektion des Giftes außerordentlich stark reagierten. Bestätigt wurde diese „Überempfindlichkeit", wie Behring sie nannte, durch Salomonsen und Madsen[7]).

Allgemeines Interesse gewann die Anaphylaxie erst durch die Arbeit von Pirquet und Schick[8]) über die sogenannte „Serumkrankheit", jener Krankheit, die durch eine abermalige Einverleibung desselben Serums beim Menschen in Erscheinung trat.

Durch die Erforschung der Serumkrankheit am Menschen ward das Problem der Anaphylaxie aus der experimentellen Medizin auf die Pathologie des menschlichen Organismus übertragen und es ergab sich eine neue Perspektive für die Bedeutung humoralpathologischer Vorgänge in der allgemeinen Pathologie. Von diesem neuen Gesichtswinkel betrachtet, konnte z. B. die Tuberkulose-Überempfindlichkeit als anaphylaktische Reaktion ausgelegt werden. Bekanntlich kommt es bei einer bestehenden tuberkulösen Erkrankung an irgendeinem Organ des menschlichen Organismus zu einer typischen lokalen Reaktion, wenn Tuberkulin das Tuberkelbazilleneiweiß durch Injektion subkutan, intrakutan, intramuskulär oder nur oberflächlich durch Einreibung auf die Hand (Moro), ja sogar nur durch Einträufeln in den Konjunktivalsack (Wolf - Eisner, Calmette) in Berührung mit dem Organismus gebracht wird. Es liegt auf der Hand, anzunehmen, daß es (im Organismus) durch Resorption von Tuberkelbazillen, welche im Organismus selbst vegetierten, zu anaphylaktischen Lokal- und Allgemeinerscheinungen in dem schon auf Tuberkelbazilleneiweiß sensibilisierten Organismus kommen kann, wodurch zweifellos der klinische Verlauf der Krankheit beeinflußt wird.

Genau so wie bei der Tuberkulose werden auch bei der Echinokokkenkrankheit nach Chauffard, Boidin und Laroche[9]) die schweren Vergiftungserscheinungen, die in manchen Fällen nach der Spaltung oder Punktion der Echinokokkenzysten der Leber dann beobachtet werden können, wenn der Zysteninhalt in die freie Bauchhöhle kommt, als anaphylaktische Erscheinung aufgefaßt.

So wird auch das Heufieber nach Wolff - Eisner[10]) als anaphylaktische Reaktion bei der Überempfindlichkeit des Organismus gegen die Pollen des Grases aufgefaßt.

Die Vermutung Weichardts[11]), daß die Eklampsie ein anaphylaktischer Prozeß ist, der in der Schwangerschaft durch die Resorption von Plazentaeiweiß in die Blutbahn zustande kommt, wurde durch die Versuche Rosenans und Andersons[12]) am Meerschweinchen bestätigt und erhielt durch die Feststellung der Harntoxizität bei der Eklampsie durch Franz[13]) noch eine Stütze.

Endlich sei noch erwähnt, daß Friedberger[14]) das Fieber im allgemeinen als anaphylaktische Reaktion ansieht.

Die weiteren Beobachtungen über anaphylaktische Erscheinungen am Menschen führten zur Annahme, daß es auch eine konstitutionelle Überempfindlichkeit gibt, die zumeist angeboren ist [Moro[15])].

Hierher gehören die Idiosynkrasien gegen Nahrungsmittel, wie sie bei manchen Kindern gegen Kuhmilch, bei Erwachsenen bei Erdbeeren, Hummer, Krebse, Fische u. a. beobachtet werden, ferner die Idiosynkrasie gegen Serum und endlich die Idiosynkrasie gegen Arzneimittel.

Ein wesentlicher Fortschritt in unserer Erkenntnis des Wesens der Anaphylaxie ward durch die Forschungen H. Pfeiffers[16a]) über die humoralen Veränderungen bei der Anaphylaxie gemacht. Gelang es ihm ja beim anaphylaktischen Schock im Harn eine Giftigkeit, im Blut eine Hemmung der tryptischen Verdauung und gleichzeitig und unabhängig mit Abderhalden[22]) ein spezifisch wirksames proteolytisches Ferment nachzuweisen.

Pfeiffer begründet darauf seine Lehren von der Eiweißzerfallstoxikose, indem er feststellte, daß überall dort, wo durch irgendeine Noxe lebendes Körpereiweiß zugrunde geht, dieses einem autolytischen Zerfall anheimfällt. Dabei entstehen Spaltprodukte von toxikologischem Charakter des Peptons und erzeugen dementsprechende Körpererscheinungen (durchgeführt am Sonderfall der Verbrühung 1904, der Anaphylaxie, Hämolysinvergiftung, photodynamische Wirkung, Verätzung mit Ätzgiften 1909).

Im Sonderfall der Anaphylaxie vertritt Pfeiffer die Vorstellung, daß das immunisatorisch erzeugte und gegen Antigen der Vorbehandlung gerichtete Ferment unter Absorption von Komplement zum Abbau des Antigens der Vorbehandlung, wahrscheinlich auch der Eiweißkörper des Versuchstieres führt. Diese giftigen Spaltprodukte werden durch die Blutbahn weiterbefördert, verursachen dadurch die Vergiftung des Organismus und werden zum Teil durch den Harn ausgeschieden.

Der Harn erreicht dadurch eine gewisse Toxizität, die durch das Tierexperiment verfolgt werden kann.

In Blut und Harn, den zwei wichtigsten Humores, äußern sich die pathologischen Veränderungen durch den anaphylaktischen Schock und in der Erforschung dieser Körpersäfte bei den einzelnen Erkrankungen des menschlichen Organismus lag das nächste Ziel der Humoralpathologie. Und zwar ließen nicht nur die anaphylaktischen Erscheinungen am menschlichen Organismus dadurch eine Lösung erhoffen, sondern im allgemeinen auch jene Krankheiten, wo aus irgendeinem Anlaß in pathologischer Weise Eiweiß zum Zerfall kommt.

Zuerst war es der Harn, der daraufhin genauer untersucht wurde. Die Toxizität des Harnes wurde nach Vorschlag Pfeiffers so ermittelt, daß gleich schweren Meerschweinchen 2 ccm Harn der neutralisierten, über Chloroform aufbewahrten Harnproben intraperitoneal eingespritzt wurden.

Die Toxizität wurde an dem beim Tiere nach der Einspritzung auftretenden Temperaturabfall (Pfeifferscher Temperatursturz) gemessen.

Auf diesem Wege konnte Pfeiffer[16b]) nachweisen, daß der Harn von Tieren, welche einen parenteralen Eiweißzerfall mitmachten, bestimmte charakteristische Wirkungen äußert, wenn er Meerschweinchen intraperitoneal injiziert wird.

Zu den Zuständen parenteral gesteigerten Eiweißzerfalls gehören der anaphylaktische Schock, die Hämolysinvergiftung, die photodynamische Einwirkung, die Verbrühung und die Peptonvergiftung.

Von Pfeiffer und seinen Mitarbeitern wurde nun der Harn bei Erkrankungen, für die Pfeiffer als Ursache einen pathologischen parenteralen Eiweißzerfall vermutete, auf die Toxizität untersucht.

Im Verein mit Albrecht[16c]) konnte er bei Epilepsie eine Steigerung der Toxizität besonders nach dem Anfall, bei Dementia praecox eine Erhöhung, ebenso bei Chorea minor, multipler Sklerose und infektiösem Fieber im allgemeinen feststellen. Franz fand, daß der Harn während der Geburt, im Wochenbett, besonders aber bei der Eklampsie toxisch ist.

Daraus schließt nun Pfeiffer, daß bei der Epilepsie, Dementia praecox, Chorea minor, multipler Sklerose, infektiösem Fieber, Eklampsie, Erkrankungen im Wochenbett, aber auch bei der normalen Geburt durch Eiweißzerfall Produkte mit toxikologischem Charakter entstehen, die im Harn zur Ausscheidung gelangen.

Außer der Toxizität des Harnes konnte Pfeiffer auch eine Veränderung des Serums an jenen Tieren beobachten, die einen pathologischen Eiweißzerfall mitmachten. Diese Veränderung am Serum besteht vor allem darin, daß das Serum ein erhöhtes Hemmungsvermögen gegenüber der tryptischen Verdauung besitzt.

Pfeiffer hat diese Erhöhung des Hemmungsvermögens der tryptischen Verdauung — die antiproteolytische Serumwirkung — anlehnend an die Vorstellungen Rosenthals und Rusznyaks auf die Anwesenheit von Eiweißspaltprodukten im Serum zurückgeführt. Hat sich die letztere Auffassung auch nicht halten und damit die Beweiskette für die Lehre der Eiweißzerfallstoxikose nicht schließen lassen können, so haben die Nachuntersuchungen gelehrt, daß diese Erscheinung der erhöhten antiproteolytischen Serumwirkung immer mit einem pathologischen parenteralen Eiweißabbau parallel geht.

Pfeiffer und Jarisch[16d]) fanden nun eine Erhöhung der antiproteolytischen Serumwirkung beim anaphylaktisch geschädigten Tier und bei der Hämolysinvergiftung.

War damit am Tierexperiment die Eiweißzerfallstoxikose studiert, so erübrigte es sich noch bei verschiedenen Erkrankungen des Menschen dieses Verhalten des Serums zu verfolgen. Schon ältere Untersuchungen von Jasch[17]), I. Rosenthal[18]), Simonelli[19]) und Juschtschenko[20]) hatten bei einzelnen Psychoneurosen eine hemmende Serumwirkung konstatieren können und dieses hemmende Vermögen des Serums auf die Anwesenheit des Antitrypsins (Antiferment) zurückgeführt.

Pfeiffer und de Crinis[16f]) haben in einer ausgedehnten Untersuchungsreihe die Erhöhung der antiproteolytischen Serumwirkung bei Epilepsie, Dementia praecox, Amentia, Alkoholismus chron., Fieberdelirium, Puerperium,

Laktation, progressiver Paralyse, Chorea minor und malignen Tumoren ermittelt.

R. Franz[21]) hat das Verhalten der Serumwirkung in der Schwangerschaft während der Geburt und im Puerperium verfolgt.

Durch die Anaphylaxieforschung wurde auch das Studium der Blutfermente in eine neue Bahn gedrängt.

Abderhalden und Pinkussohn[22]), gleichzeitig und unabhängig von ihnen Pfeiffer und Mita[16b]), fanden im Blutserum von mit art- oder blutfremden Eiweißkörpern vorbehandelten Tieren Fermente, welche nach Pfeiffer

1. das Antigen der Vorbehandlung abbauen,
2. spezifisch sind, das heißt nur gegen diese Eiweißart gerichtet sind,
3. bei Antianaphylaxie vollständig verschwinden und dann erst einige Zeit später (einige Tage) wieder auftreten.

Mit dieser Feststellung erhielt die Lehre Pfeiffers von der Eiweißzerfallstoxikose eine neue Stütze, indem Pfeiffer das Element erfassen konnte, das den parenteralen Eiweißzerfall unmittelbar verursacht.

Die Abderhalden - Schule hat nun die Anwesenheit von Fermenten im menschlichen Blut durch zahlreiche Arbeiten studiert.

Zuerst gelang es Abderhalden im Serum von Schwangeren Fermente gegen Plazenta nachzuweisen.

Abderhalden nimmt an, daß der menschliche Organismus in der Schwangerschaft gegen die Plazenta, ein Organ, das mit Beendigung der Schwangerschaft seinen Zweck verliert und daher für den Organismus sozusagen einen Fremdkörper darstellt, Fermente mobilisiert, welche gleichsam als Schutz des Organismus gegen das neue Organ fungieren und nennt sie daher Schutz- oder Abwehrfermente.

Diese Abwehrfermente treten aber auch überall dort auf, wo im Verlaufe pathologischer Vorgänge Zellen zerfallen oder zu mindestens abnorme Bestandteile aus ihren Zellen austreten lassen, wie wir das bei einer Dysfunktion einer Drüse mit innerer Sekretion annehmen können.

Diese Fermente sind spezifisch, also nur auf eine bestimmte Eiweißart abgestimmt. E. Fischer vergleicht sie mit einem Schlüssel, der nur in ein bestimmtes Schloß paßt. Gehen also im Organismus z. B. Leberzellen zugrunde, so ist das Ferment nur gegen Lebereiweiß gerichtet.

Ist eine Drüse im Zustande der Dysfunktion, z. B. Schilddrüse, so ist das Ferment gegen das Sekret der Schilddrüse gerichtet. Da das Sekret aber noch den Charakter der Mutterzelle trägt, ist das Ferment auch gegen die Mutterzelle eingestellt, in dem Falle also auf Schilddrüse und das Serum eines solchen Individuums wird außerhalb des Organismus Schilddrüseneiweiß abbauen.

Fauser[23]) hat als erster die Serumfermente bei Gehirnkrankheiten und Neurosen studiert und konnte bei der Dementia praecox Abwehrfermente gegen Hodeneiweiß beim Mann, Ovariumeiweiß beim Weibe nachweisen und bewies damit die Dysfunktion der Geschlechtsdrüsen. Bei Paralyse und Epilepsie fand er Gehirnabbau, was mit unseren histologischen Befunden dieser Erkrankungen, aus denen der Untergang von Ganglienzellen hervorgeht, übereinstimmt.

Binswanger[24]), Wegener[25]), Kafka[26]), Fischer[27]) u. a. haben die Befunde bestätigt und sie noch erweitern können, indem Wegener[25]) und de

Crinis[28]) bei Melancholie und dem melancholischen Symptomenkomplex unabhängig von der Krankheit, bei welcher er vorkommt, Leberabbau nachgewiesen haben.

Aber auch in der inneren Medizin gewann die Fermentforschung an Bedeutung.

Jessen[29]) fand Abbau von tuberkulösem Gewebe bei Tuberkulotikern, Lampe[30]) Schilddrüsenabbau bei Schilddrüsendysfunktion (Basedow, Myxodem, Basedowoid, endemische Struma), Abbau von Nierengewebe bei Nierenerkrankungen usw.

Es geht über den Rahmen dieser Arbeit, alle jene Ergebnisse über das Studium der Blutfermente der inneren Medizin aufzuzählen. Erwähnt sei nur noch der Nachweis eines spezifischen Fermentes gegen Karzinom- und Sarkomeiweiß bei Karzinom und Sarkomträgern durch Abderhalden[31]), Altmann[32]), Oeller und Stephan[33]), Epstein[34]), de Crinis und Mahnert[35]) u. a.

***

Wie wir oben gesehen haben, hat in der Humoralpathologie die Gerinnung schon seit jeher eine große Rolle für die Bewertung des Einflusses der Körpersäfte auf das Entstehen der Krankheiten gespielt.

Hewson, der als erster die Blutgerinnung und die Bedeutung des Blutfaserstoffes für die Gerinnung erkannte, lenkte damit das Augenmerk der Forscher auf die Gerinnungsvorgänge des Blutes hin.

Hunter bezog die meisten physiologischen und pathologischen Vorgänge am Organismus auf die Koagulationsfähigkeit des Blutes und in der Krasenlehre Rokitanskys nahm der Blutfaserstoff die wichtigste Rolle für das Entstehen der Krankheiten ein. Aber erst durch den Ausbau der Methoden der Blutgerinnung haben wir verwertbare Resultate und dadurch Beziehungen zu den einzelnen Krankheiten feststellen können. Während die Blutgerinnung durch die normalen Vorgänge des Organismus nur wenig beeinflußt wird, verändert sie sich rasch durch experimentelle Einverleibung von z. B. Pepton, wodurch sie eine Verzögerung erfährt.

Aber auch durch Störungen endokriner Art wie z. B. Dysfunktion einzelner Drüsen mit innerer Sekretion verändert sich die Koagulationsfähigkeit wie bei Basedow und Kretinismus durch Schilddrüsenerkrankungen, so bei Lebererkrankungen u. a. pathologischen Vorgängen, worüber später noch ausführlicher berichtet werden soll.

Mit dieser sehr knappen Übersicht ist natürlich nicht die Darstellung aller humoralpathologischen Probleme erschöpft; es gehören hierher noch die große Reihe der Studien über die korpuskulären Elemente des Blutes, die Forschungen über das Verhalten der roten und weißen Blutkörperchen bei den verschiedenen pathologischen Zuständen. Endlich gehört in das Gebiet der Körpersäfte noch der Liquor cerebrospinalis, dessen Untersuchung gerade in letzter Zeit eine große Bedeutung erlangt hat. Spiegeln sich doch wichtige Stoffwechselvorgänge des Zentralnervensystems im Liquor und ermöglichen seine pathologische Zusammensetzung, daher auch einen Rückschluß auf Vorgänge im Zentralnervensystem, so daß die damit befaßten Untersuchungsmethoden und die diagnostische Verwertung der Untersuchungsergebnisse bereits eine Wissenschaft für sich geworden sind.

Es ist erklärlich, daß auch die Neuropathologie sich die humoralpathologischen Methoden zu eigen gemacht hat, um dadurch in der Erkenntnis über das
Zustandekommen der Nerven- und Gehirnkrankheiten vorwärts zu kommen.

II. Die Wandlungen der Ansichten über die Bedeutung der humoralen Erscheinung bei Epilepsie.

Zu den Erkrankungen, über deren Wesen und Ursache uns die bisherigen
Erkenntnisse noch keineswegs befriedigen, gehört die Epilepsie.

Waren die Erklärungen über das Wesen der Epilepsie, insbesondere des
Anfalles bis in das neunzehnte Jahrhundert noch vielfach mystisch, so erfuhren
sie gegen Ende dieses Jahrhunderts unter dem Eindrucke der anatomischen und
physiologischen Schule eine weitgehende Wandlung insofern, als sie immer mehr
körperliche Veränderungen als Ursache ansprachen.

Eine bestimmte Vorstellung über die Krankheit haben erst Schröder
von der Kolk, Reynolds, Echeverria, Kussmaul, Brown-Szquard
und Schiff[36]) vertreten, indem sie als den Ausgangspunkt der allgemeinen
Konvulsionen die Brücke und das verlängerte Mark bezeichneten.

Nothnagel[37]) hat diese Lehre ausgebaut und die Konvulsionen auf Erregung des von ihm in der Brücke gefundenen Krampfzentrums, die Bewußtlosigkeit auf die Erregung des vasomotorischen Zentrums zurückgeführt.

Diese Lehre vom bulbären Ursprung des epileptischen Anfalles erlitt einen
tödlichen Stoß durch die Ergebnisse der Untersuchungen Hitzigs, Ferriers,
Munks, Lucianis[36]) u. a.; die auf die Bedeutung der motorischen Region
für alle motorischen Entäußerungen, seien sie Reiz- oder Lähmungserscheinungen, hinwiesen.

So trat an Stelle der bulbären Theorie die Lehre von der kortikalen Entstehung epileptischer Anfälle, die besonders von Unverricht vertreten wird.

Im allgemeinen wird heute an der Anschauung festgehalten, daß bei der
genuinen Epilepsie die Erregungen, welche zu den epileptischen Anfällen führen,
in der Hirnrinde zu lokalisieren sind.

Damit schien wohl der motorische Ablauf von der Erregung bis zum Anfall
geklärt, aber über das Wesen der Erregung noch nichts gesagt.

In der Erforschung der letzten Bedingungen dieser Erregung der motorischen Zentren sollte der Stoffwechselchemie eine besondere Rolle zufallen.

Es ist das Verdienst Krainskys[37]), die ersten exakten und umfangreichen
Untersuchungen über den Gesamtstoffwechsel bei den verschiedenen Epilepsieformen angestellt und die Bedeutung des Stoffwechsels und seiner Produkte
für die Krampfanfälle hervorgehoben zu haben.

Krainsky kam auf Grund seiner Untersuchungen zur Annahme, daß die
genuine Epilepsie nicht als eine rein nervöse Krankheit aufzufassen sei, sondern
durch einen pathologisch ablaufenden Stoffwechsel, in dem sich giftige Produkte
bilden, verursacht werde. Er stützt sich auf seine Untersuchungen über den

Harnsäurestoffwechsel, aus denen sich ergab, daß Harnsäure vor dem Anfalle vermindert ausgeschieden wird, also vom Organismus retiniert wird, nach dem Anfall jedoch in vermehrter Weise zur Ausscheidung gelangt.

Krainsky machte nun nicht die Vermehrung der Harnsäure für die toxische Wirkung verantwortlich, sondern beschuldigte irgendwelche Vorstufe derselben als die wirksame Substanz. Befestigt wurde er in dieser Ansicht durch seine Untersuchungen über die Toxizität des Blutes vom Epileptiker, welches während des Anfalles genommen worden war.

Kaninchen mit 2 ccm eines defibrinierten Blutes, aus dem Anfall eines Epileptikers stammend, behandelt, bekamen 2—3 Minuten später einen heftigen epileptischen Anfall, der 2 Minuten dauerte und zu einer Parese der hinteren Extremitäten führte.

Krainsky glaubte durch seine weiteren Untersuchungen auch den giftigen Körper, der die Ursache des epileptischen Anfalles darstellt, identifiziert zu haben, indem er karbarminsaures Ammoniak dafür verantwortet.

Vor dem Anfalle kommt es nach seinen Untersuchungen auf Kosten desjenigen Teiles des Harnstoffes, der unter normalen Bedingungen zur synthetischen Bildung der Harnsäure verwendet werden würde, zur Anhäufung von karbarminsaurem Ammoniak im Blute, der dann den Anfall hervorruft.

Als beweisend führt Krainsky die Wirkung von karbarminsaurem Ammoniak im Tierversuch an, in welchem durch Injektion dieses Körpers epileptische Anfälle hervorgerufen werden.

Durch diese Aufsehen erregenden Mitteilungen Krainskys war nun die gesamte Aufmerksamkeit der Epilepsieforschung dem Stoffwechsel zugekehrt, der nun von verschiedenen Autoren einer genauen Analyse unterworfen wurde. Wenn sich auch die Behauptungen Krainskys durch grundlegende Arbeiten von Allers[38]), Kauffmann[39]), Rohde[40]), Haig[41]), Rachford[42]) u. a. als unhaltbar erwiesen, so bleibt es doch sein Verdienst, als erster auf die Veränderungen des Stoffwechsels als Ursache der Epilepsie hingewiesen und eine Autointoxikation für die Pathogenese der genuinen Epilepsie angenommen zu haben.

Das Blut der Epileptiker zeigt auch sonst auffallende und tiefgreifende Veränderungen.

Vorster[43]) beobachtete eine Zunahme des Hämoglobingehaltes und eine Erhöhung des spezifischen Gewichtes nach dem Anfall, was allerdings von Nachuntersuchungen in Abrede gestellt wird [Feré[44])].

Vor dem Anfall fand Dides[45]) eine Erniedrigung des spezifischen Gewichtes des Blutes. Die Dichtigkeit des Serums ist nach De Buck[46]) im allgemeinen herabgesetzt, nach dem Anfall jedoch erhöht.

Die Alkaleszenz des Blutes nimmt nach Lui[47]), Lambrani[48]), Charon und Briche[49]), Pugh[50]), Masion[51]) mit den Anfällen ab, jedenfalls durch die Anreicherung des Blutes mit der durch die Muskelkrämpfe entstehenden Milchsäure, die Araki[52]) im Harne, Rohde[40]) im Blut nachweisen konnte.

Es kommt also durch den Anfall zu einer Säureüberladung des Blutes.

Die Viskosität des Blutes erhöht sich nach Brown[53]) vor dem Anfall und sinkt nach demselben ab.

Das Hemmungsvermögen des Blutes gegen die tryptische Verdauung (antiproteolytischer Serumtiter) erfährt vor dem Anfall eine Steigerung, nach dem Anfall eine Erniedrigung. [Rosenthal[54]), Pfeiffer und de Crinis[55]).]

Pighini[56]) und Juschtschenko[57]) fanden im Blutserum von Epileptikern eine Abnahme der Nuklease; übereinstimmend konnten sie auch eine Herabsetzung der Katalasewirkung des Serums beobachten.

Die Giftigkeit des Blutes während des Anfalles hat schon, wie wir oben erwähnt haben, Krainsky[37]) festgestellt. Agostini und Cololian[58]) führen auch die Giftigkeit des Blutplasmas der Epileptiker nach dem Anfalle an.

Ceni[59]) studierte die Giftigkeit des Epileptikerblutes an biologischen Versuchen und beobachtete, daß Epileptikerblut in Hühnereiern Mißbildung hervorruft; seine Ergebnisse konnten aber von einigen Nachuntersuchungen [Catola[60]), Hebold und Bratz[61]), Sala und Rossi[62]) u. a.] nicht bestätigt werden. Der Reststickstoff des Blutes ist nach Krainsky[37]), bestätigt von Teeten[63]), Rohde[40]), Allers[38]), nach dem Anfalle erhöht.

Mass fand auch den Restkohlenstoff — das ist der Kohlenstoff, der nach Ausfällen einer Lösung mit Phosphorwolframsäure noch in derselben nachweisbar ist — nach den Anfällen erhöht.

Cholesterin ist nach Flint[64]) und Pighini[65]) im allgemeinen bei Epilepsie erhöht, ebenso Lezithin, dessen Vermehrung Bornstein[66]) auf den vermehrten Abbau von Nervengewebe durch den Anfall bezieht.

Was nun die anderen Körpersäfte betrifft, so sind Veränderungen am Harn gefunden worden.

Zunächst ist die Harnmenge nach Féré[67]), Alessi und Pieri[88]), Rabow[69]) u. a. nach dem Anfall erhöht, vor dem Anfall nach Rohde[40]) vermindert.

Auf das toxische Verhalten des Harnes wird später ausführlich eingegangen werden.

Was die Reaktion des Harnes betrifft, so ist die Azidität nach dem Anfalle bedeutend erhöht [Blanda[70]), Rohde[40]), Allers[38]) Garrod[71]) u. a.]. Diese Erhöhung der Azidität ist zurückzuführen auf die Zunahme der Phosphorsäureausscheidung nach dem Anfalle [Guidi und Guerri[72]), Masoin[51]), Rohde[40])].

Besonders die organisch gebundene Phosphosräure ist erhöht, was Löwe[73]), der diesen Befund erheben konnte, auf den Zerfall von Körpergeweben, vielleicht auch von Leukozythen zurückführt. Nach Masoin[51]) ist auch die Ausscheidung der gepaarten Schwefelsäuren knapp vor dem Anfall erhöht und verliert sich später. Nach dem Anfalle ist auch der Milchsäuregehalt des Harnes erhöht (Muskeltätigkeit), Hippursäure nach Pacoli[74]) herabgesetzt.

Mit der Säurevermehrung im Harne geht natürlich auch eine Vermehrung der Ammoniakausscheidung vor sich. Rohde[40]) fand in und nach dem Anfalle eine deutliche Vermehrung des Ammoniaks. Während und nach dem Anfall kommt es für kurze Zeit zu einer Eiweißausscheidung durch die Nieren [Huppert[75]), Voisin[76]), Rohde[40]), Allers[38])]; manchmal finden sich im Harne auch hyaline oder granulierte Zylinder.

Während Voisin und Péron[77]) diese Veränderungen auf eine Nierenstauung zurückführen, macht Rohde[40]) die im Blute kreisenden Giftstoffe für diese Nierenschädigung verantwortlich; während Allers die Schädigung der Nieren auf die Säurequellung durch die im Blute vermehrte Milchsäure zurückführt.

Die Harnsäure scheint nach Alessi[68]), Agostini[68]), de Buck[46]) u. a. vor dem Anfalle im Harne vermindert ausgeschieden zu werden, während nach dem Anfalle, nach den Befunden Allers[38]) und Tintemann[78]) eine Vermehrung der Harnsäure im Harne sicher steht.

Im Anfall fand. Rachford[42]) erhebliche Mengen von Paraxanthin. Kreatin und Kreatinin sind nach dem epileptischen Anfall im Harne vermehrt nach Rossi[79]), Skuletzky[80]).

Nach Anfällen, besonders auch im Status epilepticus fand Tomasini[81]) und Masoin[51]) Azeton im Harn.

Baugh[82]) berichtet über ein Sinken der Indoxylausscheidung vor den Anfällen; nach Rossi[79]) hingegen weist der Harn an Anfallstagen eine Vermehrung des Indikans auf.

Kempner[83]) beobachtete nach Anfällen, manchmal aber auch schon vor den Anfällen eine Steigerung des Aminostickstoffes. Endlich ist noch als wichtig zu erwähnen, daß Löwe[73]) nach dem Anfalle eine Vermehrung der nicht dialysierbaren Harnbestandteile beobachten konnte.

Von den übrigen Körpersäften ist zu berichten, daß der Schweiß von Epileptikern nach Cabitto[84]) giftig ist, ebenso der Magensaft vor dem Anfalle [Agostini[58])].

Der Befund Donaths[85]), der im Liquor cerebrospinalis Cholin feststellte, wurde von Nachuntersuchern [Kutscher und Rieländer[86]), Kaufmann und Handelsmann[87])] nicht bestätigt, doch ist die Giftigkeit des Liquors durch Donath[85]), Dide und Saquépée[87]), Pellegrini[89]), Subsol[90]) übereinstimmend sichergestellt.

Was nun die Stoffwechselbilanz betrifft, so haben die Untersuchungen und Berechnungen Rohdes[40]), Tintemanns[78]) und Allers[38]) ergeben, daß vor dem Anfall die Stickstoffausfuhr häufig herabgesetzt ist, mit dem Anfall und kurz nachher ansteigt, um dann wieder zu sinken.

Es findet also eine Retention von Stickstoff im Körper statt, ohne daß es zu einem Ansatz von Körpereiweiß kommt. Rohde nimmt an, daß diese Retention auf Kosten des von ihm als „zirkulierendes Eiweiß" bezeichneten Körpers kommt.

Wenn wir nochmals die wichtigsten Erscheinungen im Stoffwechsel der Epileptiker herausgreifen, so sind im Sinne Allers[38]) zwei Erscheinungen im Verhalten des Stoffwechsels voneinander zu trennen und besonders zu betrachten.

1. Erscheinungen, welche der Pathologie der Epilepsie nicht speziell eigentümlich sind, sondern lediglich auf die Muskeltätigkeit und Behinderung der Atmung im Anfall (Sauerstoffverarmung) zurückzuführen und daher als unmittelbare Folgeerscheinung desselben aufzufassen sind. So finden wir den Stoffwechsel im postparoxysmalen Stadium verändert: Zunahme

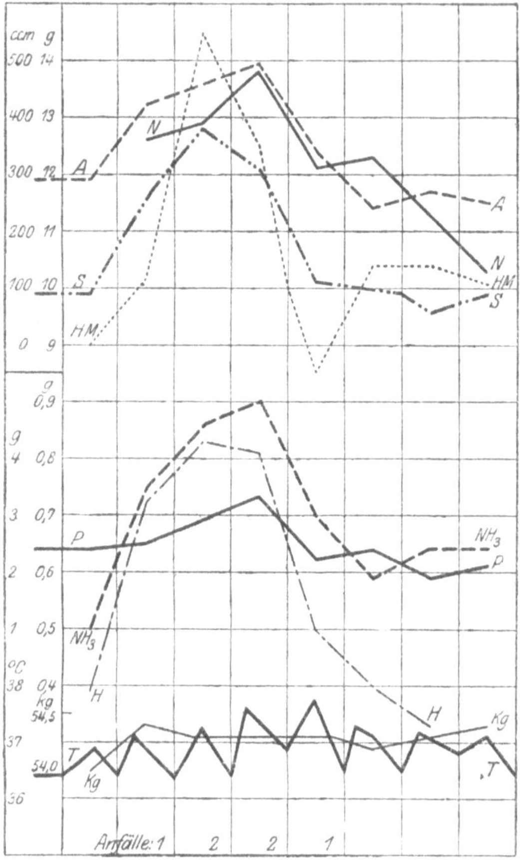

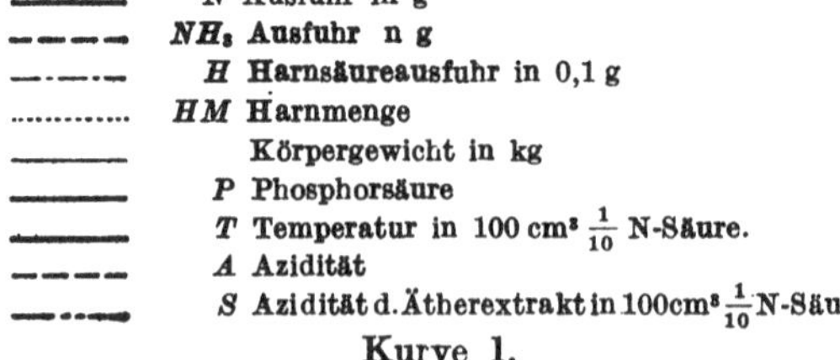

_______   *N* Ausfuhr in g
_ _ _ _ _   *NH₃* Ausfuhr n g
_ . _ . _   *H* Harnsäureausfuhr in 0,1 g
....   *HM* Harnmenge
_______   Körpergewicht in kg
_______   *P* Phosphorsäure
_______   *T* Temperatur in 100 cm³ $\frac{1}{10}$ N-Säure.
_ _ _ _ _   *A* Azidität
_ . . _   *S* Azidität d. Ätherextrakt in 100 cm³ $\frac{1}{10}$ N-Säure

Kurve 1.

der Harnmenge, der Harnazidität, Vermehrung des Ammoniaks, der Harnsäure, Steigerung der Gesamtstickstoffausfuhr, Erhöhung des Kreatinins, des Aminostickstoffes, der Phosphorsäure und des organisch gebundenen Phosphors, der Harnkolloide, Auftreten von Milchsäure und anderen ätherlöslichen Säuren, ferner Auftreten von Azeton, Eiweiß und Zylindern im Harn, der auch eine Diazoreaktion gibt; im Blut ist der Reststickstoff vermehrt, Milchsäure nachweisbar und der Antitrypsingehalt erhöht.

Alles Erscheinungen einer Sauerstoffverarmung und dadurch Kohlensäureüberladung infolge der erhöhten Muskeltätigkeit während des Anfalles bei gleichzeitiger Behinderung der Atmung durch den Krampf.

Von diesen Erscheinungen im Stoffwechsel des Epileptikers sind jene Vorgänge zu trennen, welche im präparoxysmalen Stadium den Stoffwechsel des Epileptikers charakterisieren.

2. Wesentliche Erscheinungen auf dem Gebiete des Stoffwechsels im präparoxysmalen Stadium: Abnahme der Harnmenge, Retention des Stickstoffes in Form von zirkulierendem Eiweiß, Zunahme von ätherlöslichen Säuren des Harnes und des Stickstoffgehaltes des sauren Ätherextraktes, mitunter auch der Harnsäure, Ansteigen des antitryptischen Vermögens im Blute und ein Versiegen der Salzsäuresekretion des Magens.

Das Wesentlichste nach Allers ist wohl die Stickstoffretention, die nicht zum Aufbau von Körpereiweiß führt, sondern als zirkulierendes Eiweiß nachzuweisen ist.

Rohde[40]) hat die wichtigsten Ergebnisse der Stoffwechseluntersuchung bei Epilepsie nach eigenen Versuchen durch ein Diagramm (Kurve 1) veranschaulicht, in welchem der Einzelverlauf der Veränderungen im Stoffwechsel durch 8 Tage hindurch, während welcher Zeit 6 Anfälle an 4 aufeinanderfolgenden Tagen stattfanden, kurvenmäßig dargestellt ist.

Aus dieser Kurve geht hervor, daß die Stickstoffausscheidung vor den Anfällen deutlich herabgesetzt ist, mit den Anfällen bedeutend zunimmt, um dann wieder abzusinken. Fast parallel dazu verläuft die Kurve der Harnsäure, deren Bedeutung für den Anfall von einzelnen Autoren (Rachford) besonders hervorgehoben wird. Mit dem Anfall steigt auch die Azidität des Harnes und erreicht im Anfall den Höhepunkt, um dann abzunehmen.

Entsprechend dieser Azidität verläuft parallel zu ihr die Ammoniakausfuhr. Für die Erhöhung der Azidität ist jedenfalls entscheidend die Vermehrung der Phosphorsäure, der Harnsäure und der ätherlöslichen Säuren (Milchsäure). Fassen wir nochmals das uns am meisten interessierende Verhalten des Stickstoffes heraus, so finden wir vor dem Anfall eine Retention der stickstoffhaltigen Substanzen.

Allers ist auch der Ansicht, daß diese Retention stickstoffhaltiger Verbindungen auf das Zustandekommen des epileptischen Anfalles wahrscheinlich von unmittelbarem Einfluß ist.

Es versteht sich wohl, daß in den letzten Jahren unter dem Einfluß dieser Ergebnisse der Stoffwechselchemie bei Epilepsie die toxaemische Theorie zur Erklärung des epileptischen Anfalles stark in den Vordergrund getreten ist. Gefördert wurde diese Ansicht durch die eigenartigen Befunde des Epileptikerharnes, dessen Toxizität besonders im Anfalle bereits von Bourchard[91] und Voisin[92] beobachtet werden konnte. Pfeiffer und Albrecht[16c] haben nun an einem größeren Material die Frage der Harntoxizität studiert und erweisen können, daß diese Harntoxizität, die mittels der H. Pfeifferschen Temperaturreaktion gemessen wurde, von dem Gehalte des Harnes an gewöhnlichen Salzen unabhängig ist.

Als Ergebnis ihrer Untersuchungen konnten die Untersucher folgendes hervorheben:

1. Die an der Temperaturreaktion gemessene Toxizität der Harne von Epileptikern ist in anfallsfreien Zeiten, die nicht zu nahe vor oder nach den Anfällen liegen, wesentlich höher, als dem normalen Menschen entspricht.
2. Sie ist nicht nur an der Giftigkeit einzelner Fraktionen, sondern auch unter Berücksichtigung der gesamten Tagesmengen nachweisbar.
3. Vor einem Anfalle sinkt die Toxizität der Harne, so zwar, daß hier selbst gänzlich ungiftige Proben aufgefunden werden können.
4. Nach dem Anfalle, und zwar meist im Verlauf von einigen Stunden, schnellen die Giftigkeitswerte für den einzelnen Kubikzentimeter sowohl, wie auch für die Gesamtmenge weit über das Normale in die Höhe, um sich meist durch Tage auf dieser zu erhalten.

Mit diesen Ergebnissen stimmen die Befunde Loewes[78] überein, der im Harne von Epileptikern giftige Körper, die er Pesotoxine nannte, nachweisen konnte.

Während im normalen Harn keine giftigen Körper, die Krampfanfälle auszulösen imstande sind, gefunden werden können, fand Loewe nach epileptischen Anfällen adialysable Stoffe, die er in Anlehnung an die Arbeiten von Meyer als aus dem Blute stammend annimmt und die bei Tieren Krampfanfälle auslösen.

Fassen wir nun das bisher Gesagte zusammen, so ergibt sich daraus, daß bei Epilepsie der Stoffwechsel eine Umsteuerung erfähren hat, so daß er pathologisch abläuft. Dadurch kommt es zur Bildung von toxischen Produkten, die auch im Harn nachgewiesen werden können und den epileptischen Anfall zu begünstigen scheinen.

Erweitert wurde das Gesichtsfeld durch die weiteren Untersuchungen, die sich diesem interessanten Problem zuwendeten. Hartmann[93] wies als erster auf greifbare Beziehungen endogener Vergiftungen des Nervensystems und des epileptischen Anfälles zu anaphylaktischen Zuständen hin und erhielt in dieser Ansicht bald durch die grundlegenden Arbeiten Pfeiffers[94] eine feste Stütze. Wie schon oben erwähnt, konnten Pfeiffer und O. Albrecht bei Epilepsie und verschiedenen Formen von anderen Gehirnkrankheiten eine Erhöhung der Harngiftigkeit feststellen, wie dies schon früher H. Pfeiffer[16] sowohl beim anaphylaktischen Schock, als auch immer dann beobachten konnte, wenn entweder parenteral Eiweiß zugrunde geht, oder aber ein Versuchstier von vornherein toxische Eiweißspaltprodukte (Witte Pepton) einverleibt bekommt.

Darauf sich stützend stellte er den Satz auf, daß die Harngiftigkeit der Ausdruck des parenteralen Eiweißzerfalles ist. Pfeiffer sprach schon damals die Vermutung aus, daß unter anderem auch bei Epilepsie eine Toxikose eines pathologischen parenteralen Eiweißzerfalles vorliege.

In einer gemeinsamen Arbeit Pfeiffers mit dem Verfasser[16f] gingen wir noch weiter und konnten als Ergebnis unserer Untersuchungen feststellen, daß die bei manchen Gehirnkrankheiten (darunter auch bei Epilepsie) gesetzmäßige Anreicherung von Eiweißspaltprodukten im Serum von Patienten, vermöge der ihnen innewohnenden Giftwirkung, Anlaß zum Auftreten der Krankheitserscheinungen geben.

Diese Anschauung erfuhr eine erhebliche Erweiterung durch das Studium der Abwehrfermente bei Epilepsie.

Durch die Ergebnisse Fausers[231], Meyers[95], Hippels[96] u. a. wurden bei Epilepsie spezifische Abwehrfermente nachgewiesen, die gegen verschiedene Organe eingestellt sind.

Ist es dadurch möglich geworden, die Dysfunktion verschiedener Drüsen mit innerer Sekretion zu erweisen, so war dadurch auch ein neuer Anhaltspunkt für den pathologisch ablaufenden Stoffwechsel gegeben, da ja einerseits durch die Fermenttätigkeit der bei Epilepsie nachgewiesenen Fermente Produkte anzunehmen sind, die das normale Stoffwechselbild komplizieren, andererseits aber durch den Nachweis der Dysfunktion verschiedener Drüsen, die auf den Stoffwechselablauf einen Einfluß haben, eine Veränderung desselben entsprechend den pathologischen Einwirkungen dieser Drüsen zu erwarten ist.

Von den Körpersäften wurde auch der Liquor cerebrospinalis bei Epilepsie vielfach untersucht, ohne daß für diese Krankheit ein spezieller und charakteristischer Befund erhoben werden konnte.

Fuchs und Rosenthal[97] fanden eine Gefrierpunkterniedrigung von $\triangle = -0,52°$ als Mittelwert.

Im Status epilepticus konnten Hartmann und di Gaspero[93a] eine geringe Vermehrung des Eiweißgehaltes (0,04 — 0,06% Nissl-Esbach) und manchmal eine Vermehrung der weißen Blutzellen im Liquor feststellen.

Von den körpuskulären Bestandteilen des Blutes waren endlich die weißen Blutzellen Gegenstand vielfacher Untersuchungen. Waren auch die Untersuchungsergebnisse zunächst keine übereinstimmenden, so wurde doch durch den Parallelismus des Verhaltens der Blutzellen bei Epilepsie und anderen Krankheiten ein neuer Gesichtspunkt geschaffen.

Von den Autoren, welche sich mit dieser Frage beschäftigten, seien erwähnt: Naegele[98]), Lundwall[99]), Jödicke[100]), Buck[46]), Sauer[101]), Schultz[102]), Schilling[103]), Hoesslin[104]), Krumbmiller[105]), Rohde[40]), Bruce-Perbles[106]), Neusser[107]), Gorieri[108]), Morselli[109]), Campioni[110]), Zimmermann[111]) u. a. Hartmann[93]) hatte auf Grund der Untersuchungen Schlechts[11] die eingehende Analyse des Blutbildes beim epileptischen Symptomenkomplex als aussichtsreich erfaßt und zusammen mit di Gaspero[112]) die vorläufigen Ergebnisse dieser Untersuchungen veröffentlicht. Dieselben hatten im wesentlichen Übereinstimmung mit dem anaphylaktischen Schock ergeben. Schlecht[113] fand bekanntlich, daß bei anaphylaktisch geschädigten Tieren typische Blutbilder zustande kommen: initiale Gesamtleukopenie mit Neutrophilenabfall und Hypoeosinophilie (relativer Lymphozytenanstieg), nach überwundenem Schock Gesamthyperleukozytose mit Hypereosinophilie, der dann ein allmählicher Ausgleich der Blutbilderanomalien folgt. Aus der beifolgenden Kurve (Hartmann — di Gaspero[93]) sind die Befunde ganz eindeutig zu erkennen.

' Di Gaspero[112]) hat die auf ein großes Untersuchungsmaterial gestützten Befunde dann ausführlich dargestellt. Wenn wir diese Ergebnisse und Befunde Hartmann — di Gasperos überblicken, so läßt sich das Blutbild bei Epilepsie etwa folgendermaßen charakterisieren:

Der genuine epileptische Symptomenkomplex zeigt im allgemeinen große Schwankungen der weißen Blutzellen.

Fast regelmäßig ist die Gesamtzahl der weißen Blutzellen vor dem Anfalle ermittelt, es besteht also eine Leukopenie. Nach dem Anfalle kommt es sehr häufig zu einer Ver-

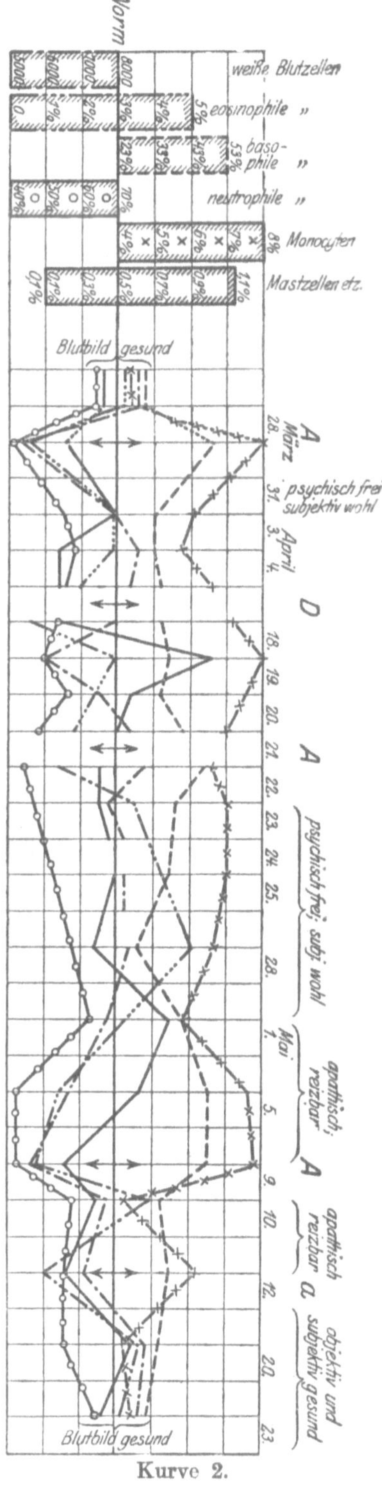

Kurve 2.

mehrung aller Elemente bis zur ausgesprochenen Gesamtleukozytose, welche Veränderung verschieden lang bestehen kann, um dann erst zur Norm zurückzukehren. Fast regelmäßig sind die Lymphozyten (kleine und große) und die Monozyten — d. s. die großen, mononukleären Leukozyten — und Übergangsformen (Ehrlich) vermehrt, und zwar so, daß die Lymphozytenvermehrung mit dem epileptischen Anfall zusammenfällt. Am labilsten sind die polymorphkernigen neutrophilen Leukozyten durch deren Wertschwankungen die Blutformel bestimmt wird.

Die eosinophilen Elemente sind vor den paroxysmalen Entladungen, insbesondere vor Krampfzuständen und während der Anfälle regelmäßig vermindert. Nach den Anfällen steigt ihre Zahl wieder an und überschreitet meistens die normalen Werte. Die basophilen Leukozyten zeigen unbedeutende Schwankungen, die nichts Charakteristisches darstellen.

Di Gaspero[112]) mißt dem Verhalten der weißen Blutzellen so große Bedeutung bei, daß er aus den Schwankungen der weißen Blutelemente auf den Verlauf der Krankheit Schlüsse zieht. So hält er das rasche Absinken der Gesamtzahl der Leukozyten, insbesondere der Neutrophilen, mit gleichzeitiger entsprechender Vermehrung der Lymphozyten (bis zur absoluten Lymphozytose) als einen Vorboten des Anfalles, während bei annähernd normalen Leukozytenverhältnissen ein andauerndes subjektives Wohlbefinden und Freisein von psychopathologischen Störungen zu erwarten ist.

Biedl und Kraus[115]) sahen ebenfalls beim anaphylaktischen Schock des Meerschweinchens Leukopenien.

Pirquet und Schick[116]), ebenso Bienenfeld[117]) haben auch bei der Serumkrankheit des Menschen konstatieren können, daß nach einem Leukozytenanstieg in der Inkubationszeit am 7. bis 9. Tage eine Leukopenie eintritt, die am 10. bis 19. Tage ihr Minimum erreicht und dann allmählich verschwindet. Erinnern wir uns an das oben Gesagte, daß der anaphylaktische Schock nach Pfeiffer[16]) eine Eiweißzerfallstoxikose darstellt, so werden wir uns nicht wundern, wenn wir nach Pfeiffer auch bei anderen ·Zerfallstoxikosen wie der Verbrühung, Hämolysinvergiftung, Peptonvergiftung und Retentionsurämien eine auffallende Übereinstimmung hinsichtlich der Wertschwankungen einzelner Zellformen in bestimmten serologischen Phasen finden.

III. Eigene Untersuchungen.

1. Krankengeschichten.

Fall 1. R., Angelo, 17 Jahre. Hilfsarbeiter aus Görz.

Anamnese: Leidet seit dem 11. Jahre an epileptischen Anfällen, die in letzter Zeit vor der Aufnahme sich häuften. Ein 5 Tage vor der Aufnahme aufgetretener Dämmerzustand, in dem es zu schweren Erregungszuständen kam, machte die Einbringung des Kranken auf die geschlossene Abteilung notwendig.

Bei der Aufnahme Dämmerzustand mit Triebhandlungen, der auch während der Behandlung in der Anstalt periodisch nach den Anfällen auftritt.

Somatisch: Angedeuteter Infantilismus, Narbe am Hinterhaupt, Zungenbisse. Lichtreflexe erhalten, Sehnenreflexe lebhaft. Während des Anfalles bewußtlos, Schaum vor dem Munde, fehlende Lichtreaktion.

Fall 2. St., Valentin, Infanterist aus Krain. 27 Jahre alt.

Wurde in einem Dämmerzustand am Bahnhof aufgegriffen, in welchem er schwere Erregungszustände zeigte.

Anamnestisch ist aus dem Pat. nicht viel herauszubringen. Die Anfälle sollen seit 8 Jahren vorhanden sein. Der Dämmerzustand ist nach 8 Tagen abgeklungen. Pat. ist stark dement; weitgehende Merkfähigkeits- und Urteilsstörungen.

Somatisch: Narben von Verletzungen im Anfalle herrührend am Arm und Gesicht, Zungenbisse, lebhafte Reflexe.

Anfälle: Bewußtlosigkeit, starke Zyanose, lichtstarre Pupillen. Nach den Anfällen häufig Dämmerzustände.

Fall 3. W., Martin, poln. Flüchtling aus Wieliczka, Galizien. 34 Jahre alt.

Anamnestisch: Eltern leben, Vater lungenkrank, Mutter taub; 2 Monate vor der Aufnahme Fleckfieber. Seit 15 Jahren Anfälle, die seit dem Fleckfieber häufiger wurden und seitdem auch von Dämmerzuständen begleitet werden.

Bei der Aufnahme: Starke Merkfähigkeits- und Gedächtnisstörungen, Schädigung der Urteils- und Kombinationsbildung.

Somatisch: Narben am Kopf, Pupillen reagieren etwas träge, Sehnenreflexe herabgesetzt.

Anfälle in einem Zeitraum von ca. 14 Tagen auftretend, im Anfall bewußtlos, lichtstarre Pupillen.

Fall 4. Ph., Johann, Hutmacher aus Agram. 20 Jahre alt.

Anamnese: Eltern gesund, ebenso die Geschwister.

Kinderkrankheiten: Masern. Seit einem Jahr Anfälle (angeblich nach einem Sturz aufs Hinterhaupt), deshalb superarbitriert.

Befund: Psychicus: Merkfähigkeit etwas herabgesetzt. Assoziationen geprüft, durch Reizworte (Sommer), zeigen Eigenbeziehungen.

Somatisch: Angedeuteter Turmschädel, Klopfempfindlichkeit am Hinterhaupt. Pupillenreaktion auf Licht und Akkomodation prompt. Sehnenreflexe lebhaft, rechts Patellarklonus. Romberg positiv. Herabsetzung der Sensibilität D_1—D_5 (Muskens).

Anfall: Tonisch-klonische Krämpfe, Bewußtlosigkeit, Zyanose, Stuhl- und Harnabgang im Anfalle häufig.

Fall 5. H., Johanna, Magd aus Pernegg, Steiermark. 18 Jahre alt.

Anamnese: Eltern leben, gesund, ebenso 4 Geschwister.

Mit 8 Jahren fiel Pat. in einen 3 m tiefen Graben, anscheinend ohne sich zu verletzen oder das Bewußtsein zu verlieren, erlitt nur einen heftigen Schreck. Seither Anfälle.

Befund: Psychicus: Gedächtnisstörungen.

Somatisch: Sattelnase angedeutet, rechte Pupille etwas entrundet, Lichtreaktion prompt, Nystagmus horizontalis nach beiden Seiten. Zungenbisse, Sehnenreflexe gesteigert. Patellarklonus. Sensibilitätsstörungen leichten Grades (Hypästhesie) D_1—D_5 (Muskens)

Anfälle: Zwei- bis dreiwöchentlich 1—2 Anfälle. Im Anfall klonische Krämpfe, Bewußtlosigkeit, Schaum vor dem Mund, Pupillen lichtstarr. Nach dem Anfall Babinski.

Fall 6. P., Maria, Köchin aus Tillmitsch bei Leibnitz. 29 Jahre alt.

Anamnese: Vater lebt, angeblich gesund, Mutter starb an einem Lungenleiden, ein Bruder nervenkrank, die übrigen 3 Geschwister gesund. Seit dem 5. Lebensjahre Anfälle epileptischer Natur, war deshalb vom Schulbesuche dispensiert.

Seit Eintreten der Menses (17 J.) treten die Anfälle gehäuft auf, beinahe täglich.

Während der Gravidität Besserung (hatte während der Schwangerschaft nur 2 Anfälle) die noch 2 Monate nach der Geburt anhält. Nach 2 Monaten treten die Anfälle wieder vermehrt auf.

Befund: Psychisch: Zur Zeit der Aufnahme frei.

Somatisch: Narben am Arm und in der Magengegend von einer Verbrennung herrührend. Zungenbisse. Pupillen reagieren prompt. P.-S.-Reflex lebhaft, A.-S.-Reflex fehlt beiderseits. Hyperästhetische Zonen D_4—D_{10}.

Anfälle: Bewußtlosigkeit, Schaum vor dem Mund, lichtstarre Pupillen. Nach den Anfällen Babinski und Krämpfe in der Wadenmuskulatur.

Fall 7. F., Aloisia, Wagnermeisterstochter aus Feldkirchen bei Graz. 19 Jahre alt.

Anamnese: Eltern gesund, 10 Geschwister, alle angeblich gesund. Vor einem Jahr erster Anfall, der sich monatlich wiederholte, seit 2 Monaten alle 4 Tage je 3 Anfälle.

Befund: Psychisch: Zur Zeit der Aufnahme leicht geschädigte Gedächtnisstörung, bei der Assoziationsprüfung durch Reizworte nach Sommer zeigen sich Eigenbeziehungen.

Somatisch: Narben auf der Stirn. Zungenbisse. Teilweiser Verlust der vorderen Zähne (durch Ausbeißen während des Anfalles). Bauchdeckenreflex fehlend, Sehnenreflexe auslösbar; kein Babinski. Hyperästhetische Zonen D_{12}—L_1' (Muskens).

Anfälle: Alle 4 Tage, tonisch-klonische Krämpfe, Bewußtseinsverlust, lichtstarre Pupillen. Nach dem Anfall Babinski.

2. Eigene Untersuchungsergebnisse.

A. Das Schwanken des Serumeiweißgehaltes bei Epilepsie.

Sowohl die morphologische Zusammensetzung des Blutes als auch die chemische ist unter physiologischen und pathologischen Bedingungen, wie bekannt, mannigfachen Schwankungen unterworfen.

Was nun die Veränderung in der chemischen Zusammensetzung des Blutes bzw. des Serums betrifft, so sei vorweggenommen, daß im Blutserum eigentlich nur der Gehalt an Kolloiden (Eiweißkörper) Schwankungen zeigt, da ja die Untersuchungen über die osmotischen Druckverhältnisse (Kryoskopie) gelehrt haben, daß der osmotische Druck im allgemeinen nur geringe Schwankungen aufweist. Da der osmotische Druck durch die gelösten Substanzen mit Ausnahme der Kolloide (Eiweißkörper) zum Ausdrucke kommt, können wir zurückschließen, daß die Zusammensetzung des Serums an gelösten Substanzen mit Ausnahme der Kolloide eine ziemlich gleichmäßige und nur geringen Schwankungen unterworfen ist.

Die im Blutserum kolloidal gelösten Körper (Eiweißkörper) hingegen zeigen sowohl unter physiologischen als insbesondere unter pathologischen Verhältnissen mehr oder minder weitgehende Schwankungen. Diese Änderung des Serumeiweißgehaltes am gesunden und kranken Individuum wurde durch eine Reihe von Arbeiten festgestellt, so insbesondere von Reiss, Böhme, Schwenker, Strauss, Schare, Benczner, Sandelowsky, Oliva, Widal, Benard, Vaucher, de Crinis u. a., die alle den Eiweißgehalt mit der einfachsten und zugleich auch verläßlichsten Methode, nämlich der Methode der Eiweißbestimmung aus dem Brechungswert bestimmten.

Da ich in den nachfolgenden Untersuchungen die Methode anwandte, sei dieselbe kurz skizziert.

1. Methode.

Wenn Lichtstrahlen, die sich in einem durchsichtigen Medium verbreiten, auf die ebene Grenzfläche eines zweiten durchsichtigen Mediums auftreffen, erhalten sie in der Regel eine zweifache Richtungsänderung: der eine Teil wird reflektiert, der andere Teil dringt in das neue Medium ein, erfährt aber an der Trennungsfläche eine solche Richtungsänderung, daß jeder Strahl daselbst abgeknickt oder gebrochen wird.

Der Sinus des Einfallswinkels steht zum Sinus des Brechungswinkels in einem konstanten Verhältnis, das als Brechungskoeffizient bezeichnet wird.

Der Brechungskoeffizient ändert sich mit der Temperatur und der Dichte seines Körpers. Daher stellen H. Lorentz und L. Lorentz eine Formel auf, die die Lichtbrechung von diesen äußeren Umständen unabhängig macht und nur jenen Einfluß bestehen läßt, welcher durch die Natur des betreffenden Stoffes bedingt ist. Sie lautet:

$$R = \frac{(n^2 - 1) \cdot 1}{(n^2 + 1)d},$$

daher nennt man den Wert R die spezifische Refraktion. Daraus leitet sich der Begriff der Molekularrefraktion ab, als Produkt der spezifischen Refraktion mit dem Molekulargewicht M (Molekulargewicht):

$$M R = \frac{(n^2 - 1) \cdot M}{(n^2 + 1) d}.$$

Die weiteren Forschungen auf diesem Gebiete ergaben, daß die Molekularrefraktion in der Regel gleich ist der Summe der einzelnen Atomrefraktionen.

Auch die spezifische Refraktion von Lösungsmengen setzt sich additiv aus den spezifischen Refraktionen der einzelnen gelösten Bestandteile zusammen. Man kann aus der spezifischen Refraktion der einzelnen Bestandteile eines Gemisches (entsprechend deren Prozentgehalt) durch einfache Addition die spezifische Refraktion des Gemisches berechnen. Es ergeben sich wohl dabei geringe Abweichungen, die jedoch praktisch keine Rolle spielen. Umgekehrt kann man aus der spezifischen Refraktion des Gemisches auf die Menge des einen Bestandteiles schließen, wenn man die spezifische Refraktion und die Menge des andern kennt. Ja, man kann sogar die Refraktion eines Gemisches rechnerisch verwerten, wenn nicht ein einzelner Bestandteil, sondern eine Summe von Bestandteilen praktisch als konstant angesehen werden darf.

Die gebräuchlichsten Refraktometer sind die von Abbe und Pulfrich, welche den Grenzwinkel der totalen Reflexion messen.

Für medizinische Zwecke hat sich das Pulfrichsche Eintauchrefraktometer am geeignetsten erwiesen. Es besteht in der Hauptsache aus einem brechenden Prisma, einer Skala und einem Fernrohr, mit welchem die Skala abgelesen wird. Das Prisma wird in die zu untersuchende Flüssigkeit eingetaucht und der Brechungswert an der Skala abgelesen.

Diese Bestimmung hat jedoch den Nachteil, daß dazu größere Flüssigkeitsmengen (mindestens 2—3 ccm) nötig sind, deshalb wurde von der Firma Zeiss dem Apparate ein Hilfsprisma beigegeben. Einige Tropfen der zu untersuchenden Flüssigkeit werden auf die horizontal gehaltene Hypotenusenfläche des Hilfsprismas gebracht und dieses an das Prisma angelegt und befestigt. Zwischen Prisma und Fernrohr ist ein Amiciprisma eingeschaltet, durch das die Dispersion des Lichts reguliert und ausgeschaltet werden kann.

Da sich mit der Änderung der Temperatur auch das Brechungsvermögen ändert, ist es notwendig, die zu untersuchende Flüssigkeit (Serum) auf eine konstante Temperatur zu bringen (Zimmertemperatur), 17,5°. Zu diesem Zwecke wird die zu untersuchende Flüssigkeit in ein kleines Becherglas gebracht und dieses wieder in einen Trog, der mit Wasser von der Temperatur 17,5° angefüllt ist. Benützt man das Hilfsprisma, so wird um das letzterer eine wasserdichte Hülse befestigt und dann das Refraktometer in das Wasser getaucht.

Es ist daher dem Refraktometer ein Aufhängegestell beigegeben, das am Rande des Troges befestigt wird und mit einem Spiegel versehen ist. Der Spiegel wird auf das Refraktometer eingestellt und die Brechung durch das Okular beobachtet. Es zeigt sich ein Schatten mit einer scharfen Grenzlinie, durch den die Brechung zum Ausdrucke kommt, auf einer Skala abgelesen werden kann. Die Ablesung erfolgt außer an den Teilstrichen der Skala noch durch Handhabung einer Mikrometerschraube mit Trommelteilung, welche die Skala gegen die Trennungslinie um einen ganzen Teilstrich zu verschieben vermag.

Da die 10 Teilstriche der Trommelteilung der Verschiebung um einen ganzen Teilstrich der Skala entsprechen, können Zehntelteilstriche an der Trommel unmittelbar abgelesen und einige Hundertstel unter besonders günstigen Umständen noch geschätzt werden.

Man kann nun bemerken, daß die Grenzlinie des Schattens zu Beginn der Ablesung nicht gleich bleibt, sondern sich, allerdings nur gering, ändert, wenn die Temperatur der zu untersuchenden Flüssigkeit noch nicht konstant ist und die des umspülenden Wassers (17,5° noch nicht angenommen hat. Nach ca. 5—7 Minuten bleibt die Grenzlinie konstant, und erst jetzt liest man genau ab. Aus den Skalenteilen berechnet man sich nach der Tabelle von Zeiss, welche auf 17,5° geeicht ist, den entsprechenden Brechungsindex n_D. (Eine solche Tabelle liegt jedem Refraktometer bei.)

E. Reiss[118] empfiehlt zur Blutentnahme eine U-förmig gebogene Kapillare, die ca. 0,7 bis 1 ccm Blut faßt. Die Ausführung bei der Blutentnahme ist folgende: Es wird ein kleiner Einstich mit einer Lanzette an der Fingerbeere oder am Ohrläppchen gemacht und man läßt das Blut durch die Kapillarität in die U-förmige Kapillare sich einsaugen; hierauf verschließt man die Kapillare und zentrifugiert sie und entnimmt dann das Serum zur Bestimmung. Diese Methode hat den Vorteil, daß man mit sehr geringen Blutmengen (1 ccm) auskommt.

Hat man den Skalenteil, auf den sich der Schatten im Refraktometer eingestellt hat, abgelesen, so kann man daraus den Brechungsindex ermitteln. Aus diesen Brechungswerten kann man auch den Eiweißgehalt im Serum berechnen, wenn man von folgenden Überlegungen ausgeht: Der Salzgehalt des Serums ist nur geringen Schwankungen ausgesetzt, wie das aus den Bestimmungen der Gefrierpunktserniedrigungen hervorgeht. So beträgt die Gefrierpunktserniedrigung des Serums ziemlich genau 0,56°. In extremen Fällen (Urämie) kommt es bis zu dem Wert 0,71°, wobei jedoch zu berücksichtigen ist, daß diese Erhöhung in erster Linie durch die Eiweißschlacke und nicht durch die Änderung des Salzgehalts bedingt ist. Weiter ist zu berücksichtigen, daß der Eiweißgehalt des Serums (7—9%) das 9—10fache des Salzgehaltes des Serums beträgt. Außerdem wissen wir, daß der Brechungskoeffizient für Eiweiß mindestens ebenso groß ist wie derjenige für Chlornatrium und größer als derjenige für die übrigen wesentlichen Bestandteile des Blutserums. Der refraktometrische Wert einer 1 proz. Eiweißlösung ist nämlich um 0,00172 größer als der Brechungswert für destilliertes Wasser. Wir müssen daher, um den Brechungskoeffizienten einer 1 proz. Eiweißlösung zu erhalten, zu dem Brechungswerte des destillierten Wassers 0,00172 addieren. Der Brechungsanteil von einer 1 proz. Chlornatriumlösung, also jene Zahl, um welche der Brechungswert der Chlornatriumlösung von dem Brechungswerte des destillierten Wassers unterschieden ist, ist 0,00175, von Traubenzucker 0,00142, von Harnstoff 0,00145, woraus zu ersehen ist, daß der Brechungswert von Eiweiß von den Salzen im Serum auch in den entsprechenden Lösungen nicht übertroffen wird. Da der Salzgehalt des Serums jedoch nur ungefähr 0,86% beträgt, der des Eiweißes 7—9%, können wir somit den Salzgehalt des Serums praktisch vernachlässigen.

Gegen den Einwand, daß die Verhältnisse am Serum eine refraktometrische Auswertung deshalb nicht zulassen, weil der refraktometrische Wert nur eine additive Funktion darstellt, solange es sich um echte Mischungen handelt, ist zu bemerken, daß die Versuche von E. Reiss[118], Herlitzka[110], Robertsohn[120] u. a. ergeben haben, daß bei Veränderungen des Kochsalzgehaltes der Eiweißlösung eine echte Mischung und keine Reaktionen vor sich gehen, die einen wesentlichen spezifischen Einfluß auf den Brechungskoeffizienten ausüben würden.

Unter Berücksichtigung aller dieser Faktoren wurde nun von E. Reiss folgende Tabelle zur Berechnung des Eiweißprozentgehaltes aus dem Brechungsexponenten ausgearbeitet.

Tabelle

zur direkten Umrechnung der Skalenteile des Eintauchrefraktometers bei 17,5° C in Eiweißprozente.

Brechungsindices zu nebenstehenden Skalenteilen	Blutserum		
	n_D für destilliertes Wasser . . . . 1,33320 n_D für die Nichteiweißkörper . . . . 0,00277 n_D für 1 % Eiweiß 0,00172		
	Skalenteile	Eiweiß in %	Differenz von Eiweiß für 1 Skalenteil
1,33869	30	1,74	0,220
1,34086	35	2,84	0,220
1,34275	40	3,94	0,218
1,34463	45	5,03	0,218
1,34650	50	6,12	0,216
1,34836	55	7,20	0,216
1,35021	60	8,28	0,214
1,35205	65	9,35	0,212
1,35388	70	10,41	

2. Normaler Serumeiweißgehalt.

Der Eiweißgehalt des menschlichen Blutserums schwankt auch unter normalen Verhältnissen zwischen den Werten von 7,6% und 9,1%, beim Säugling bis zum 5. Lebensjahre zwischen 5,6% und 6,6%. Unter normalen Verhältnissen treten bei ein und demselben Individuum auch Änderungen im Eiweißgehalt ein, doch sind dieselben, sofern sie durch die Nahrung bedingt sind, gering. Auch die Flüssigkeitszufuhr und Salzzufuhr per os spielen nur eine untergeordnete Rolle. Bei Muskelarbeit tritt eine Erhöhung des Brechungskoeffizienten ein, die wohl durch die Wasserabgabe an den arbeitenden Muskel, Blutdrucksteigerung und Transpiration zu erklären ist und den Eiweißgehalt des Blutserums oft um $1/_2$ bis zu 1% zu ändern imstande ist. Ich habe daher meine Bestimmungen zum größten Teil im nüchternen Zustande und bei ausgeschalteter Muskelarbeit ausgeführt.

Die bisherigen Untersuchungen über der Serumeiweißgehalt ergeben, daß der Eiweißgehalt des gesunden Menschen ca. 7—9% beträgt [Reiss[118]), de Crinis[121])] und verhältnismäßig nur geringen Schwankungen unterworfen ist.

Vor allem ruft die körperliche Arbeit eine Änderung des Serumeiweißgehaltes vorher, insofern, als bei Muskelarbeit der Eiweißgehalt im Serum ansteigt, um dann nach Aussetzen der Muskeltätigkeit sogleich wieder abzusinken. Böhme[122]) und Schwenker[123]), welche dieses beobachteten, führten diese Eiweißvermehrung des Serums (Bluteindickung) auf den gesteigerten Blutdruck zurück.

Nur geringen Einfluß auf den Serumeiweißgehalt nimmt bemerkenswerterweise die Zufuhr von Wasser per os, die unwesentliche Erniedrigung des Eiweißgehaltes zur Folge hat. Salze (vor allem Kochsalz) per os dem Organismus beigebracht ändern wohl die Eiweißkonzentration dadurch, daß sie zur Wasseranreicherung im Blut (Hydrämie) führen, doch ist diese Wirkung des Kochsalzes nur eine vorübergehende, die durch die Nierentätigkeit bald ausgeglichen wird.

Zu erwähnen sei noch das Verhalten des Eiweißgehaltes im Serum nach Aderlaß. Hier kommt es nach dem Aderlaß zur Abnahme des Eiweißgehaltes, die so zu erklären ist, daß der Flüssigkeitsstrom aus den Geweben, welcher nach einem Aderlaß sich in die Blutbahn ergießt, den entstandenen Wasserverlust überkompensiert [Reiss[118])].

Die Veränderungen des Serumeiweißgehaltes während des Schlafes, in welchem es zu einem Absinken des Eiweißgehaltes kommt, auf welche Verfasser zuerst hinwies, sind wohl auf die Ruhigstellung des Körpers und Blutdruckveränderungen zurückzuführen und werde ich auf dieses eigenartige Verhalten des Eiweißgehaltes und seine Abhängigkeit besonders vom Blutdrucke später noch eingehend zu sprechen kommen.

Will man daher den Serumeiweißgehalt eines gesunden Individuums zum Vergleiche mit anderen heranziehen, so müssen alle die bisher erwähnten Veränderungen des physiologischen Zustandes, wie Bewegung, Resorption usw. berücksichtigt werden.

Außer diesen temporären Schwankungen des Serumeiweißgehaltes bei physiologischen Veränderungen konnte der Verfasser durch eine Reihe von Untersuchungen auch eine Veränderung des Serumeiweißgehaltes in der Schwangerschaft feststellen. Hier läßt sich beobachten, daß der Eiweißgehalt des Serums durch die Gravidität herabsinkt und sich nicht nur an der unteren Grenze der physiologischen Werte bewegt, sondern auch häufig diese untere Grenze überschreitet.

Schwankt der Gehalt des Serumeiweißes schon am gesunden Organismus unter dem Einflusse physiologischer Vorgänge, so ist zu erwarten, daß beim Vorherrschen pathologischer Verhältnisse der Eiweißgehalt ebenfalls weitgehende Änderungen aufweist.

Es ist das Verdienst von Reiss, den Verlauf des Eiweißwertes im Serum am kranken Organismus, vor allem bei Stoffwechselstörungen unter gleichzeitigem Vergleich mit der Gewichtskurve studiert zu haben. Die Gesetzmäßigkeit des Verlaufes der Serumeiweißkurve in Abhängigkeit von der Gewichtskurve hat uns zum ersten Male die gegenseitigen Beziehungen von Eiweißgehalt des Serums und Körpergewicht ersichtlich gemacht.

Aber nicht nur Änderungen im Körperhaushalt, sondern auch Störungen in der Zirkulation geben sich in Schwankungen des Serumeiweißgehaltes kund.

Reiss[118]), Strauss[124]), Widal, Benard und Vaucher[125]) studierten vor allem die Störungen bei Herzinsuffizienz und fanden, daß der Serumeiweißgehalt bei völliger Kompensation sich innerhalb normaler Werte bewegt, während er bei Dekompensation sofort abnimmt und dadurch eine Hydrämie bzw. Wasserretention anzeigt.

Auch bei Insuffizienz der Niere sinkt der Eiweißgehalt im Serum ab und zeigt eine Hydrämie an.

Von mir[121]) wurden ferner eine Reihe von psychopathologischer Zustände untersucht, wobei es sich herausstellte, daß bei Krankheitszuständen mit motorischer Unruhe, unabhängig von der zugrunde liegenden Gehirnkrankheit, der Eiweißgehalt des Serums hohe Werte zeigt, die sich wohl aus der mit motorischer Hyperfunktion einhergehenden vermehrten bzw. gesteigerten körperlichen Arbeit ergeben.

Geht im psychopathologischen Symptomenkomplex, gleichgültig welche organische Erkrankung des Gehirns vorliegt, die motorische Unruhe zurück, so sinkt damit der Eiweißgehalt im Serum ab.

Aber auch eine Gruppe von psychopathologischen Zuständen (der melancholische Symptomenkomplex), welche durch eine motorische Hypofunktion charakterisiert ist, zeigt regelmäßig eine Vermehrung des Serumeiweißgehaltes Verfasser konnte zeigen, daß nicht nur bei der genuinen Melancholie, sondern auch beim melancholischen Symptomenkomplex auf Basis verschiedener organischer Erkrankungen des Gehirns der Serumeiweißwert an und meistens über die oberste Grenze der normalen Werte gedrängt wird. Mit dem Abklingen des melancholischen Symptomenkomplexes, kehrt auch der normale Eiweißwert zurück.

Eine Sonderstellung nahmen jene Fälle mit melancholischem Symptomenkomplex, bei denen gleichzeitig eine Kachexie vorlag, dadurch ein, daß sie im Gegensatz zu den früheren Befunden der Eiweißerhöhung im Serum eine Eiweißerniedrigung zeigten. Befunde, welche mit den Ergebnissen der Untersuchungen von Reiss[118]), Tuffier und Manté[125]) bei chronischen Kachexien (Karzinom, Lungentuberkulose, perniziöse Anämie) übereinstimmen.

3. Serumeiweißgehalt bei Epilepsie.

War durch diese Untersuchungen die Reihe der psychopathologischen Symptomenkomplexe hinsichtlich ihres Serumeiweißgehaltes untersucht, so erübrigte noch das von mir bereits damals angekündete Studium des Serumeiweißgehaltes beim epileptischen Symptomenkomplex.

War doch anzunehmen, daß die pathologischen Vorgänge im Stoffwechsel und Blutdruck bei Epilepsie sich auch im Verhalten des Serumeiweißgehaltes wiederspiegeln würden.

Die Untersuchungen am epileptischen Symptomenkomplex wurden so angestellt, daß die Blutentnahme, soweit es möglich war, unter möglichst gleichen Bedingungen vorgenommen wurden, da nur dann ein Vergleich der gefundenen Werte zueinander einen Einblick in die pathologische Veränderung des Eiweißgehaltes gewährte.

Zu diesem Zwecke wurden die Blutuntersuchungen am Morgen in nüchternem Zustand der Patienten ausgeführt.

Da aber beim epileptischen Symptomenkomplex auch die Verhältnisse im und nach dem Anfall von größtem Interesse sein mußten, wurden die Blutentnahmen nicht nur am Morgen, sondern entsprechend den Anfällen auch während des Tages ausgeführt.

Die Schwankungen des Eiweißgehaltes im Serum sind bei Epilepsie so groß, daß die Fehler, welche durch Verdauung, Bewegung u. a. hervorgerufen werden, füglich unberücksichtigt bleiben können.

4. Ergebnisse beim epileptischen Anfall.

Zu der nachfolgenden Zusammenstellung habe ich die Eiweißwerte nach Zeit und Anfall geordnet. Es soll jeder einzelne Fall für sich zusammengefaßt und kurvenmäßig dargestellt werden.

Fall 1. (R.)

Tabelle I.

Datum der Blutentnahme	Eiweißgehalt in %	Decursus morbi
17. VI.	8,32	
22. VI.	8,78	
24. VI.	9,08	
		25. VI. Anfall
26. VI.	8,04	
5. VII.	8,12	
14. VII.	8,32	
		20. VII. leichten Anfall
22. VII.	8,12	
26. VII.	8,09	
10. VIII.	8,57	
		11. VIII. Anfall
14. VIII.	8,32	
31. VIII.	8,04	
3. IX.	8,56	
		4. IX. Anfall

Aus Tabelle I ist ersichtlich, daß der Eiweißwert des Serums, fortlaufend untersucht, Schwankungen unterworfen ist, die sich zwischen 8,04% und 9,08% bewegen.

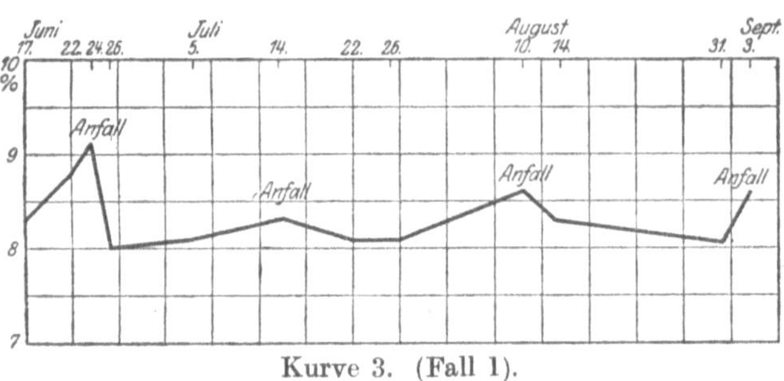

Kurve 3. (Fall 1).

Vor den Anfällen kommt es regelmäßig zu einem Anstieg des Eiweißwertes, nachher immer zu einem Abfall, der bis 1% betragen kann.

Aus der kurvenmäßigen Darstellung kann man im Vergleich mit der Tabelle feststellen, daß im allgemeinen vor dem Anfall die Eiweißwerte ansteigen, nach dem Anfall jäh absinken und noch für einige Zeit tief bleiben.

Fall 2. (St.)

Tabelle II.

Datum der Untersuchung	Eiweißgehalt in %	Decursus morbi
10. VII.		leichter Anfall
11. VII.	8,07	
14. VII.	8,76	14. VII. 2 Stunden nach der Blutentnahme Anfall
18. VII.	7,76	
22. VII.	8,31	
26. VII.	8,15	
31. VII.	8,75	
3. VIII.	8,60	
7. VIII.	8,80	7. VIII. 4 Stunden nach der Blutentnahme Anfall.
10. VIII.	8,40	

Die Tabelle II zeigt uns im wesentlichen das gleiche wie Tabelle I. Zu diesem Falle ergab sich die Gelegenheit, den Eiweißwert kurz (2 Std.) vor dem Anfall zu ermitteln, so daß der Verlauf der Kurve, die im Fall 1 unmittelbar vor dem Anfall nicht verfolgt werden kann, hier genauer ersichtlich ist.

Wir entnehmen der Kurvendarstellung, daß der Eiweißwert vor dem Anfall seinen Höhepunkt erreicht und mit dem Anfall absinkt.

In der Zwischenzeit steigt er allmählich mit geringen Rückschwankungen an, um seinen Höhepunkt wieder vor dem Anfalle zu erreichen.

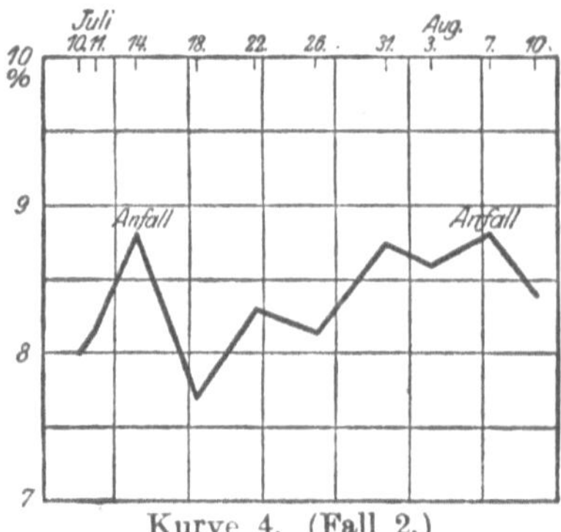

Kurve 4. (Fall 2.)

Fall 3. (W.)

Tabelle III.

Datum der Untersuchung	Eiweißgehalt in %	Decursus morbi
6. VII.	8,15	
11. VII.	7,99	
14. VII.	7,99	
18. VII.	8,88	Anfall $^1/_4$ Stunde vor der Blutentnahme
22. VII.	8,20	
26. VII.	8,82	
31. VII.	8,60	
3. VIII.	8,70	
5. VIII.		Anfallsserie von 5 Anfällen
7. VIII.	8,38	
10. VIII.	8,30	
14. VIII.	8,28	

Auch Fall 3 läßt dieselben Verhältnisse am Eiweißgehalt des Serums erkennen.

Bemerkenswert ist in diesem Falle, daß es hier zu einem Anstieg und Abfall des Eiweißgehaltes kommt, ohne daß ein Anfall sich einstellt, wie dies aus der Kurve am 26. VII. ersichtlich ist.

Acht Tage später finden wir einen Anfall bei ansteigender Kurve, jedoch etwas niedriger als die Werte der Kurve, die früher erhoben wurden.

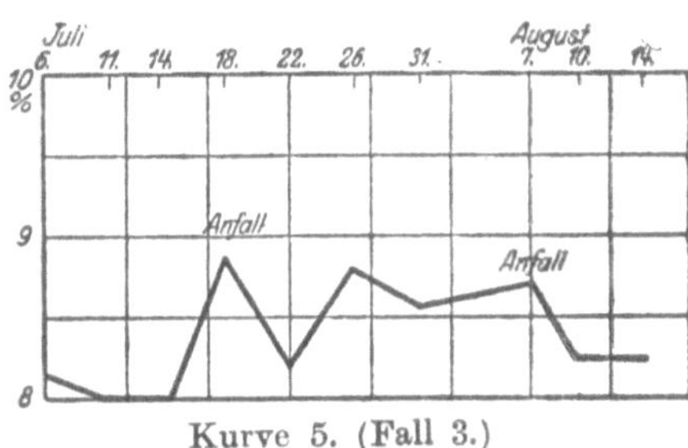

Kurve 5. (Fall 3.)

Fall 4. (Ph.)

Tabelle IV.

Datum der Untersuchung	Eiweißgehalt in %	Decursus morbi
12. XI.		2 Anfälle
13. XI.	8,28	
16. XI.	8,60	
17. XI.		leichter Anfall
18. XI.	8,40	
24. XI.	7,83	
19. XII.	8,57	
20. XII.		7 Anfälle am Morgen
20. XII.	8,49	6 Stunden nach den Anfällen untersucht
21. XII.	8,32	
22. XII.	8,48	
24. XII.		morgens 2 Anfälle
24. XII.	6,87	3 Stunden nach den Anfällen untersucht

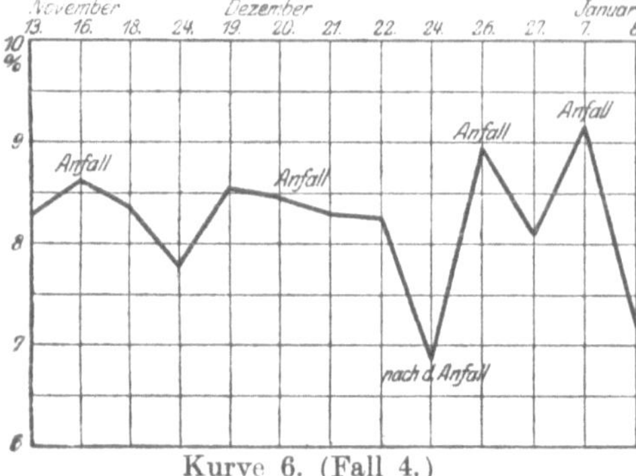

Kurve 6. (Fall 4.)

Aus der Zusammenstellung des Falles 4 ergeben sich dieselben Verhältnisse im Serumeiweißgehalt wie in den früheren Fällen. In diesem Falle wurden die Serumuntersuchungen nach den Anfällen besonders berücksichtigt *und es zeigte sich, daß der Eiweißgehalt nach den Anfällen, und zwar schon nach kurzer Zeit, stark absinkt.*

Fall 5. (H.)

Tabelle V.

Datum der Untersuchung	Eiweißgehalt in %	Decursus morbi
17. I.		Anfall
21. I.	9,56	
22. I.	8,91	
23. I.	8,82	
26. I.	9,77	
29. I.	10,62	Anfall
31. I.	9,88	
3. II.	8,82	
5. II.	8,49	
9. II.	10,62	
13. II.	9,14	
15. II.	8,39	
15. II.	9,46	1 Stunde später Anfall, gleich nach dem Anfalle Blutentnahme
16. II.	8,34	
18. II.	8,49	
19. II.	9,35	
20. II.		4 kurze Anfälle
20. II.	8,60	1 Stunde nach dem Anfalle
3. III.	8,39	
18. III.	8,28	
20. III.	9,88	Blutentnahme im Anfalle
20. III.	9,35	1 Stunde nach dem Anfalle
21. III.	10,20	2 Anfälle
24. III.	8,28	

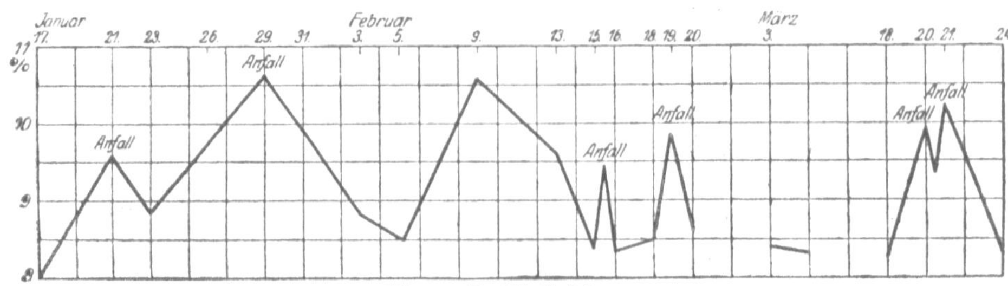

Kurve 7. (Fall 5.)

Fall 5, der in Intervallen von 2—3 Wochen Anfälle bekam und regelmäßig untersucht wurde und zwar so, daß auch das Blut häufig vor dem Anfall und einmal sogar im Anfalle untersucht werden konnte, *zeigt nicht nur die großen Schwankungen des Eiweißgehaltes von 8,28%—10,62% (fast 2½%), sondern auch im allgemeinen abnorm hohen Eiweißgehalt. Auch hier finden wir, wie im Fall 3, einen Anstieg der Eiweißkurve bis auf 10,62% — einen selten hohen Eiweißgehalt — ohne daß ein Anfall oder ein Äquivalent beobachtet werden konnte.*

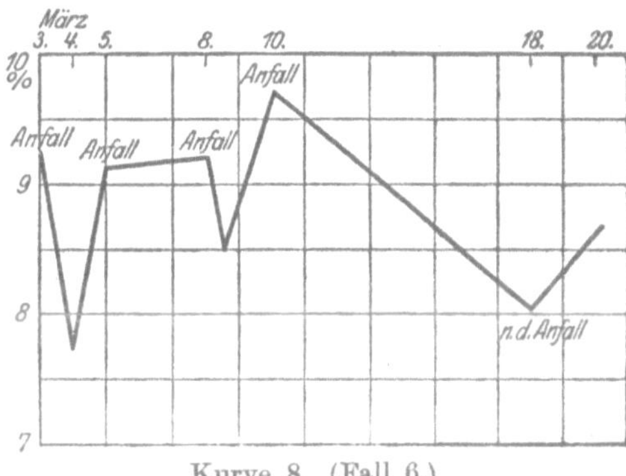

Kurve 8. (Fall 6.)

Fall 6. (P.)

Tabelle VI.

Datum der Untersuchung	Eiweißgehalt in %	Decursus morbi
3. III.	9,24	Anfall 8 Stunden nach Blutentnahme
4. III.	7,78	
5. III.	9,14	Blutentnahme ½ Stunde nach dem Anfalle
8. III.	9,24	
8. III.	8,49	Blutentnahme im Anfalle
10. III.	9,67	Blutentnahme im Anfalle
18. III.	8,06	Blutentnahme 2 Stunden nach dem Anfalle

Im Fall 6 gelang es uns, die Blutentnahme einigemal im Anfalle selbst auszuführen.

Die Eiweißwerte im Anfalle sind etwas verschieden voneinander, zeigen jedoch, daß die Eiweißkurve im Anfalle bereits im Absinken begriffen ist. Der hohe Wert des Eiweißgehaltes am 10. III. im Anfall läßt vermuten, daß der Eiweißgehalt vor dem Anfalle, der leider nicht bestimmt werden konnte, abnorm hoch war.

Fall 7. (F.)

Tabelle VII.

Datum der Untersuchung	Eiweißgehalt in %	Decursus morbi
5. III.	10,10	8 Uhr morgens
5. III.	9,99	11 Uhr a. m.
5. III.	9,03	Blutentnahme 1 Stunde nach dem Anfalle
8. III.	8,83	
11. III.	9,46	Anfall
15. III.	8,20	
20. III.	10,20	
27. III.	10,41	Anfall
28. III.	9,56	
30. III.	8,92	

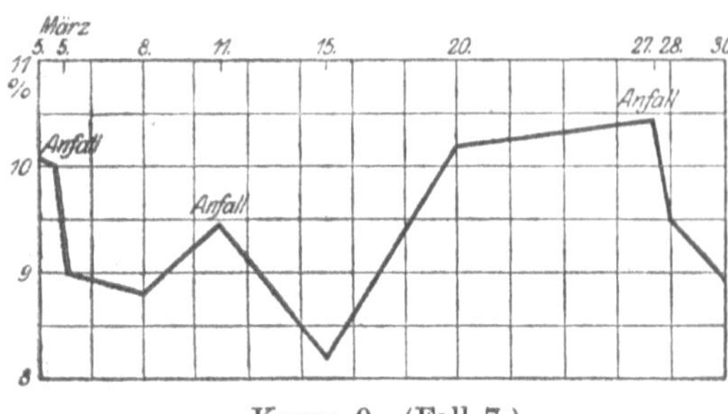

Kurve 9. (Fall 7.)

Fall 7 ist deshalb interessant, weil die hohèn Eiweißwerte des Serums am 5. III. morgens einen Anfall erwarten ließen und deshalb mittags nachgeprüft wurden. Tatsächlich stellte sich kurze Zeit danach (1½ St.) ein Anfall ein. Eine Stunde später war der Eiweißgehalt bereits auf 9,03 abgesunken.

Handelte es sich bisher nur um Fälle von genuiner Epilepsie, so sei zum Schlusse ein Fall von Jakson-Epilepsie, der zur Untersuchung kam, angeführt.

Fall 8. (H.)

Tabelle VIII.

Datum der Untersuchung	Eiweißgehalt in %	Decursus morbi
17. I.	9,98	
18. I.	10,35	
20. I.	10,62	Kopfschmerz, Schlaflosigkeit,
22. I.		Anfall
22. I.	8,28	4 Stunden nach dem Anfalle
28. I.	8,91	

Fall 8 lehrt, daß im Verhalten des Serum-Eiweißgehaltes bei Jakson-Epilepsie dieselben Verhältnisse vorherrschen wie bei genuiner. Also Anstieg bis zu abnorm hohem Eiweißgehalt und Absinken um mehr als 2% nach dem Anfalle. Auffallend ist auch hier, daß der Eiweißgehalt sich nicht nur an der obersten Grenze der normalen Werte bewegt (7—9%), sondern dieselben um ein Beträchtliches überschreitet.

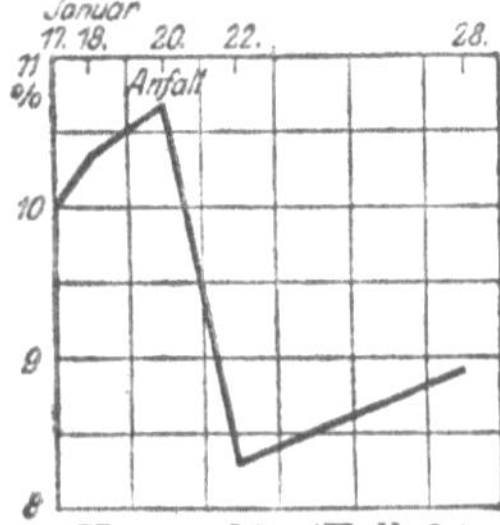

Kurve 10. (Fall 8.)

Vorläufige Zusammenfassung.

Fassen wir nun die Ergebnisse der bisherigen Befunde der 8 Fälle (7 genuine, 1 Jakson) von Epilepsie zusammen, so ist folgendes festzustellen.

Bei Epilepsie kommt es zu weitgehenden Schwankungen des Serumeiweißgehaltes, wie solche Schwankungen unter normalen Verhältnissen nicht gefunden werden. Da bei den Patienten körperliche Arbeit und Bewegung vermieden wurde und auch die Fehler der Verdauung möglichst ausgeschaltet waren (Entnahme am Morgen in nüchternem Zustand), so können wir diese Veränderungen im Serumeiweißgehalt auf pathologische Vorgänge bei Epilepsie beziehen.

Der Eiweißgehalt des Serums steigt vor dem Anfalle oft sehr rasch an, um unmittelbar vor dem Anfalle sein Maximum zu erreichen.

Nach dem Anfall sinkt der Eiweißgehalt rapid ab.

Bei Epilepsie läßt sich im Serum häufig ein Anstieg des Eiweißgehaltes bis zu abnorm hohen Werten beobachten, ohne daß jedoch ein Anfall beobachtet werden konnte.

Nicht jeder Anstieg des Serumeiweißgehaltes führt beim genuinen Epileptiker zum Anfall. Es konnte in einzelnen Fällen ein Anstieg der Eiweißkurve festgestellt werden, ohne daß ein Anfall beobachtet wurde.

5. Beziehung des Serumeiweißgehaltes zum Blutdruck.

Durch diese Untersuchungsreihe waren somit die Schwankungen des Serumeiweißgehaltes bei Epilepsie verfolgt und ihre Beziehungen zum Anfall festgelegt worden.

Es erübrigt sich nun die Frage, wieso es zu diesen Veränderungen des Serumeiweißgehaltes kommt.

Wie schon oben auseinandergesetzt wurde, zeigt der Eiweißgehalt auch unter normalen Verhältnissen Schwankungen, so bei körperlicher Arbeit und in geringem Maße auch bei Ernährungsänderungen. Nun waren alle diese Möglichkeiten bei den zur Untersuchung kommenden Patienten ziemlich ausgeschaltet, dadurch, daß das Blut unter den gleichen äußeren Bedingungen entnommen wurde. Die oft rasch einsetzenden Schwankungen des Serumeiweißgehaltes bei Epilepsie müßten daher in anderen Vorgängen im Organismus ihre Begründung haben.

Wie auch oben schon angedeutet wurde, kommt es durch Erkrankung einzelner Organe zu Änderungen des Serumeiweißgehaltes wie vor allem durch Herzerkrankungen (Dekompensationsstörung) und Nierenschädigungen.

Abgesehen davon, daß diese Erkrankungen zu einer a n h a l t e n d e n und k o n s t a n t e n Veränderung des Serumeiweißgehaltes (Herabsetzung) führen, die mit der Erkrankung auftreten und erst mit derselben verschwinden, waren auch unsere Patienten vor den Untersuchungen auf die Gesundheit von Herz und Niere geprüft worden. Daher waren diese beiden Organe für die verhältnismäßig rasch auftretenden Schwankungen des Serumeiweißgehaltes nicht verantwortlich zu machen.

Mehr Aussicht bot der Vergleich der Schwankungen des Serumeiweißgehaltes bei Epilepsie mit den Schwankungen während des S c h l a f e s . Wie schon oben erwähnt worden ist, fällt während des Schlafes der Serumeiweißgehalt stark ab, was aus den Versuchen, die der Verfasser in einer anderen Arbeit[1]) anstellte, nicht auf die körperliche Ruhestellung allein zurückzuführen ist.

Es kommt im Schlaf vor allem das Absinken des Blutdruckes in Betracht.

Auf diesen Parallelismus zwischen Blutdruck und Serumeiweißgehalt im Schlaf hat Verfasser schon in der oben erwähnten Arbeit hingewiesen.

Dem Verfasser war es ferner gelungen, bei psychopathologischen Veränderungen konstant eine Erhöhung des Serumeiweißgehaltes zu finden, obwohl diese Gruppe durch motorische Hypofunktion charakterisiert ist, nämlich beim melancholischen Symptomenkomplex, unabhängig von der zugrundeliegenden Gehirnkrankheit.

Diese Erhöhung des Serumeiweißgehaltes beim melancholischen Symptomenkomplex steht in Übereinstimmung mit der von S m y t h und V o r s t e r schon vor Jahren gefundenen Erhöhung des spezifischen Gewichtes des Serums bei Melancholikern.

Vergleichen wir nun die Verhältnisse des Blutdruckes bei Melancholie, so finden wir, wie dies schon Cramer[126]) feststellte, eine Blutdrucksteigerung.

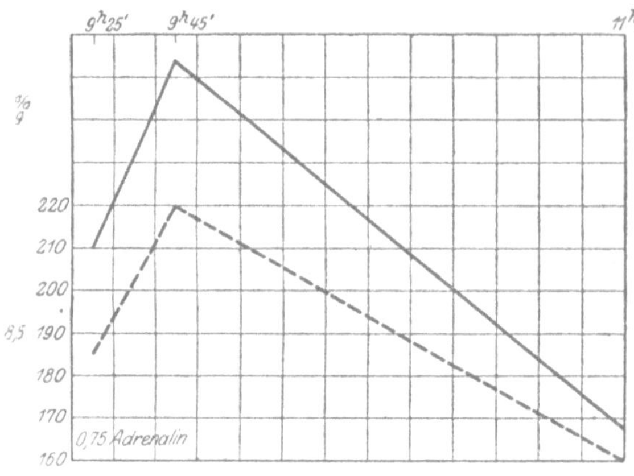

Kurve 11.

Es läßt sich m. E. daher auch bei Melancholie die Erhöhung des Serumeiweißgehaltes auf den gesteigerten Blutdruck beziehen.

War aus dem bisher Erwähnten die Beziehung zwischen Blutdruck und Serumeiweißgehalt festgestellt, so konnte dieselbe durch pharmakologische Einwirkung blutdrucksteigender Mittel vollends bewiesen werden.

Verfasser stellte die Versuche an, indem er Blutdruck bestimmte und gleichzeitig den Eiweißgehalt des Serums untersuchte. Dann wurde der Blutdruck durch Adrenalin (Tonogen) erhöht und der Eiweißgehalt des Serums bestimmt. Die Untersuchungen wurden an mir selbst und an einer Patientin, die aus therapeutischen Gründen Adrenalin bekam, ausgeführt.

Nachstehend die Ergebnisse und die kurvenmäßige Darstellung.

Tabelle I. (C.)   (Kurve 11.)

Datum	Eiweißgehalt	Blutdruck	
26. III.			
9h 25	8,70	185	0,75 ccm Adrenalin
9h 45	9,14	220	
11h 30	8,28	160	

Tabelle II. (T.)   (Kurve 12.)

Datum	Eiweißgehalt	Blutdruck	
18. III.			
8h	8,71	175	0,5 ccm Adrenalin
8h 30	8,92	210	
11h	8,60	150	

Tabelle III. (T.)   (Kurve 13.)

Datum	Eiweißgehalt	Blutdruck	
5. III.			
10h 45 a. m.	9,05	175	0,75 ccm Adrenalin
10h 50		245	
11h	9,35	255	
11h 30	9,03	165	

Aus der Zusammenstellung ist zu ersehen, daß der Eiweißgehalt mit dem Blutdruck schon nach einer halben Stunde ansteigt und in den Fällen, welche auch Stunden später, nachdem die Blutdruck-

steigerung verschwunden war, untersucht wurden, mit dem Blutdruck meist absinkt.

Das Parallelgehen von Blutdruck und Blutkonzentration ist von
anderer Seite durch zahlreiche Experimente erwiesen worden, ohne daß jedoch
der Serumeiweißgehalt berücksichtigt worden wäre (vgl.
Grawitz klin. Path. d. Blutes 1902). Man fand übereinstimmend Vermehrung der Zahl der roten Blutkörperchen
und des Hämoglobin-
gehaltes, Vermehrung
des spezifischen Ge-
wichtes und der
Trockensubstanz des
Blutes bei Blut-
drucksteigerung,
Verminderung
aller früher aufge-
zählten Größen bei
Drucksenkung.
W. Erb[127) jun.

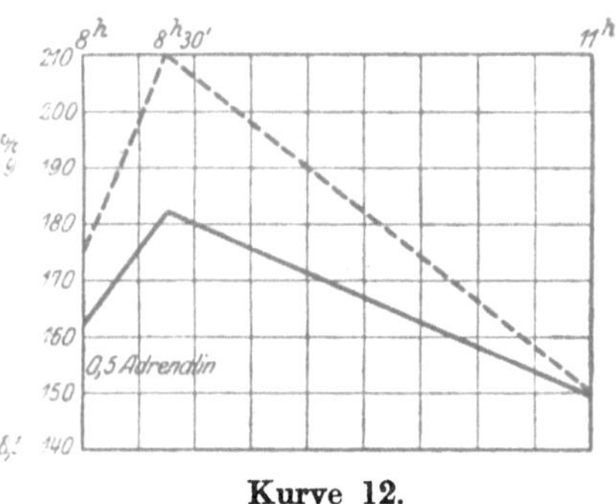

Kurve 12.

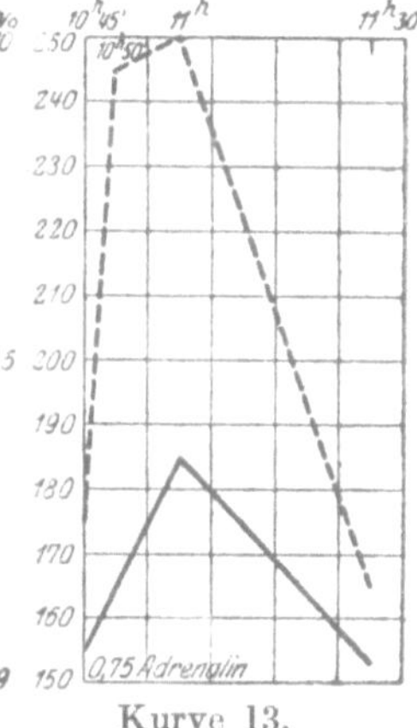

Kurve 13.

hat in jüngerer Zeit die Änderung der Blutkonzentration durch Blutdrucksteigerung (Adrenalin) experimentell genauer studiert und kam zu folgenden
Resultaten: „Bei Schwankungen des Blutdruckes ist eine Änderung der
Blutkonzentration — eine Zunahme bei Steigerung, eine Abnahme bei Sen-
kung des Druckes — im arteriellen und venösen System nachweisbar.

Bei der Drucksteigerung durch Suprarenim nimmt die Trockensubstanz des
Blutes rapid zu, sinkt aber bei der darauffolgenden spontanen Druckerniedrigung
nur sehr langsam ab.‟

Im nachfolgenden gebe ich die Kurven Erbs wieder, die sich aus dem Studium der Blutdrucksteigerung durch Adrenalin und des Trockensubstanzgehaltes
des Blutes ergibt.

Wir sehen, daß die Kurve Erbs
mit unseren gut übereinstimmt. Obwohl
wir nur den Serumeiweißgehalt berücksichtigen, der nur einen Teil des Trocken-
rückstandes ausmacht. Allerdings ist der
Anteil des Serumeiweißes am Trockenrückstand wohl am größten, wenn wir
bedenken, daß der Serumeiweißgehalt
7—9% beträgt, der Trockenrückstand
des Gesamtblutes aber im ganzen zirka
20% ausmacht. Kurve 14.

Damit scheint die Abhängigkeit des
Serumeiweißgehaltes vom Blutdruck

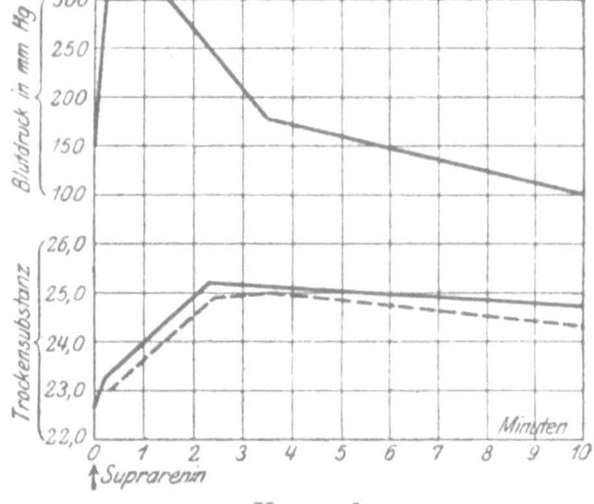

Kurve 14.

erwiesen und wir können den Serumeiweißgehalt des Blutes als eine
Funktion (wenn auch nicht alleinige) des Blutdruckes bezeichnen.

War nun in der Epilepsie das Schwanken des Serumeiweißgehaltes
aufgefallen, so erübrigte sich in Übereinstimmung mit dem oben Dar-

gelegten, diese Schwankungen mit der Blutdruckkurve bei Epilepsie zu vergleichen.

Was den **Blutdruck** bei Epilepsie betrifft, so liegt eine umfassende Arbeit **Bestas**[128]) vor, in der der Blutdruck von Epileptikern fortlaufend untersucht wurde.

Besta fand zunächst, daß Epileptiker durchschnittlich einen höheren Blutdruck aufweisen als Gesunde.

Da eine Beziehung zwischen Blutdruck und Serumeiweißgehalt von uns schon festgestellt wurde, erscheint es nicht verwunderlich, daß der Serumeiweißgehalt bei Epileptikern übereinstimmend mit den von **Besta** gefundenen Blutdruckwerten meistens die normalen Werte überschreitet.

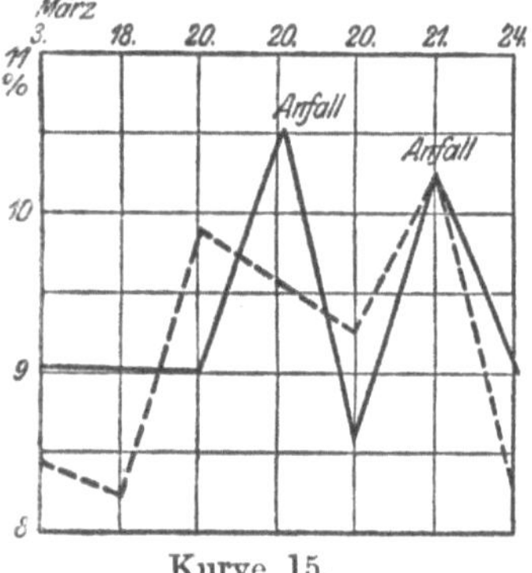

Kurve 15.

Das Wichtigste an den Ergebnissen **Bestas** ist das gefundene Verhalten der Blutdruckkurve, die bei Epileptikern durch längere und kürzere Zeiträume hindurch Schwankungen aufweist, welche sehr hohe Zahlen erreichen können (bis zu 50—60 mm Hg), so daß die komplizierte Blutdruckkurve, in der die physiologischen Schwankungen kaum zur Geltung kommen, sich sehr unregelmäßig zeigt. Der Blutdruck kann zum Beispiel entweder in der Nacht während des Schlafes höher sein, als bei Tag während des Wachens, kann 2—3 Tage beträchtliche Höhen erreichen, um dann wieder abzufallen.

Diese Schwankungen sind nach **Besta** von den Anfällen und jeder krankhaften Erscheinung unabhängig, welcher Anschauung ich, wie unten weiter ausgeführt werden soll, nicht beistimmen kann.

In der unten zusammengestellten Tabelle wurde der Blutdruck von Epileptikern und der gleichzeitig erhobene Serumeiweißgehalt einander gegenübergestellt und über den Anfall hinaus verglichen.

Es muß hier gleich festgestellt werden, daß es Schwierigkeiten bereitete, den Serumeiweißgehalt bei einer Patientin im Tage öfter als einmal zu bestimmen, weshalb auch die Blutdruckuntersuchung nur einmal im Tage ausgeführt wurde.

Der Blutdruck wurde allerdings immer unter den gleichen Bedingungen im liegenden Zustand des Patienten am Morgen bestimmt. Wenn uns durch das einmalige Messen im Tag auch Schwankungen des Blutdruckes entgangen sind, so genügte uns der Blutdruckwert zum Vergleich für die Verhältnisse an anderen Tagen und vor dem Anfalle vollständig.

Tabelle I. (H.)

Datum	Blutdruck	Eiweiß %	Anmerkung
3. III.	100	8,39	
18. III.	100	8,28	
20. III.	130	9,88	$^1/_2$ Stunde nachher Anfall
20. III.	90	9,35	
21. III.	125	10,20	Anfall
24. III.	100	8,28	

Kurve 15.

Tabelle II (F.).

Datum	Blutdruck	Eiweiß %	Anmerkung
5. III.	145	10,10	Anfälle
8. III.	135	8,83	
11. III.	135	9,46	Anfall
27. III.	152	10,41	Anfall
28. III.	120	9,56	

Kurve 16.

In den Tabellen I und II läßt sich verfolgen, wie mit dem Blutdruck auch der Eiweißgehalt ansteigt und mit diesem auch wieder absinkt.

Dieser Anstieg des Blutdruckes und des Serumeiweißgehaltes vor dem Anfall und der Abfall beider Kurven nach dem Anfall ist nicht nur für den epileptischen Anfall charakterisiert, sondern weist auf die Abhängigkeit des Serumeiweißgehaltes vom Blutdrucke hin.

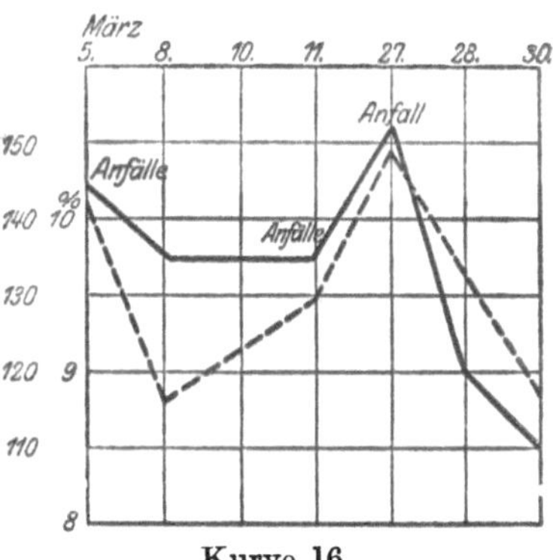

Kurve 16.

6. Zusammenfassung.
(Zu A. Schwankungen des Serumeiweißgehaltes.)

Wenn wir nun zum Schlusse nochmals die Ergebnisse des Studiums des Serumeiweißgehaltes bei Epilepsie überblicken, so ist zusammenfassend dem Untersuchungsmaterial folgendes zu entnehmen:

I. Bei Epilepsie schwankt der Serumeiweißgehalt nicht nur in den normalen Grenzen bedeutend, sondern überschreitet meistens die obere Grenze des normalen Wertes. Diese Schwankungen des Serumeiweißgehaltes sind nicht durch physiologische Vorgänge erklärbar, sondern haben ihre Begründung im pathologischen Verhalten des Organismus.

II. Der Serumeiweißgehalt steigt bei Epilepsie vor dem Anfalle an und sinkt nach demselben wieder ab. Ist für den Anfall der Anstieg des Serumeiweißgehaltes charakteristisch, so ist doch nicht jeder Anstieg des Serumeiweißgehaltes von einem Anfalle begleitet.

III. Diese Schwankungen des Serumeiweißgehaltes sind hervorgerufen durch die Schwankungen des Blutdruckes bei Epilepsie.

IV. Die Höhe des Serumeiweißgehaltes und seine Schwankungen sind durch den Blutdruck und seine Schwankungen bedingt. Die Abhängigkeit des Serumeiweißgehaltes vom Blutdruck geht nicht nur aus dem Vergleich des Serumeiweißgehaltes mit dem Blutdruck am gesunden und kranken Organismus hervor (Schlaf, Melancholie), sondern ergibt sich auch aus der experimentellen (pharmakologischen) Beeinflußbarkeit des Serumeiweißgehaltes durch Blutdrucksteigerung.

V. Bei Epilepsie verläuft daher die Eiweißkurve des Serums und der Blutdruck parallel und jeder Anstieg des Blutdruckes ist von einem Anstieg des Serumeiweißgehaltes gefolgt.

B. Über das Verhalten der Blutgerinnung bei Epilepsie.

1. Allgemeines über Blutgerinnung.

Die Gerinnung ist ein fermentativer Vorgang, der sich nur in Anwesenheit bestimmter Körper vollzieht. Das die Gerinnung auslösende Ferment (Fibrinferment) ist nicht fertig gebildet im Plasma anwesend, sondern befindet sich in einer Vorstufe, welche als Trombogen bezeichnet wird.

Dieses Trombogen — ein Proferment — muß erst aktiviert werden, um seine Wirkung ausüben zu können. Die Aktivierung des Trombogens erfolgt durch die Trombokinase (Zytozym), die aus Leukozyten, Blutblättchen, Gewebs- und Endothelzellen entsteht.

Die Aktivierung des Trombogens durch Trombokinase geht nur bei Anwesenheit von Kalksalzen vor sich, so daß wir den Gerinnungsvorgang durch das folgende Schema ersichtlich machen können.

$$\text{Trombogen} + \text{Trombokinase} + \text{Kalziumsalz} \rightarrow \text{Trombin}$$

$$\text{Trombin} + \text{Fibrinogen} \rightarrow \text{Fibrin}.$$

Während das Trombogen ein Ferment ist, ist die das Trombogen aktivierende Trombokinase ein Körper, der nach der Untersuchung von Zack[129]) Beziehungen zu den Lipoiden hat. J. Bordet und Delange[130]) gehen auf Grund ihrer Untersuchungsergebnisse noch weiter und bezeichnen die Trombokinase oder Zytozyme als Lipoide.

Wir sehen also bei der Gerinnung wie letzten Endes bei allen vitalen Vorgängen Beziehungen zum Lipoidgehalte bzw. zum Lipoidstoffwechsel des Organismus.

Um die Blutgerinnung im allgemeinen und im besonderen zu beurteilen, ist es notwendig, die Blutgerinnungszeit zu bestimmen, das ist die Zeit, welche verstreicht, bis das aus dem Organismus entnommene Blut durch den oben geschilderten Vorgang zur Gerinnung kommt. Diese Gerinnungszeit ist nicht nur am gesunden, sondern auch am kranken Organismus Schwankungen unterworfen.

2. Blutgerinnung am gesunden und kranken Organismus.

Die ersten Untersuchungen über die Schwankungen der Blutgerinnungszeit unter physiologischen Verhältnissen stammen von C. H. Vierordt[131]), der feststellen konnte, daß sich die Blutgerinnung beim gesunden Individuum wenn auch unwesentlich während des Tages ändert.

Bürker[132]) konnte diese Befunde mit der von ihm ausgebauten Methode bestätigen und sie insofern vervollständigen, als er nachweisen konnte, daß im Laufe eines Tages ziemlich regelmäßig verlaufende Schwankungen der Gerinnungszeit stattfinden, und zwar ist die Gerinnungszeit am Morgen am höchsten, nimmt dann allmählich ab bis 2 Uhr mittags (Hauptmahlzeit), um dann allmählich wieder anzusteigen. Von großem Enflusse auf die Gerinnung ist ferner die Temperatur. Mit steigender Körpertemperatur verringert sich die Blutgerinnungs-

zeit. Bürker konnte aber feststellen, daß die Schwankung in der Blutgerinnungszeit auch abgesehen von der Temperatur bestehen bleibt und bezeichnet diese
Schwankung, die von der Temperatur unabhängig ist, als die physiologische.

Beim Vergleiche der Blutgerinnungszeit mit verschiedenen Individuen kam
Bürker[132] zum Schluß, daß die Blutgerinnungszeiten bei verschiedenen gesunden Individuen an verschiedenen Tagen, bei annähernd
gleicher Temperatur und bei annähernd gleicher Tageszeit untersucht, nahezu gleich sind.

Die Blutgerinnungszeit wird nicht nur durch physiologische Vorgänge beeinflußt, sondern kann auch durch pharmakologische Einwirkungen verändert
werden, was zunächst für therapeutische Zwecke von größter Wichtigkeit ist.

Es sei hier nur kurz darauf verwiesen, daß schon seit alters her Gelatine als
blutgerinnungsförderndes Agens verwendet wurde. In neuerer Zeit gelang es
Schmerz und Wischo[133]), den blutgerinnungsfördernden Einfluß von Kalzium-
salzen festzustellen und therapeutisch anzuwenden.

Die Blutgerinnung kann aber auch experimentell gehemmt werden.

Allgemein bekannt ist der gerinnungshemmende Einfluß von Pepton-
injektionen (intravenös) auf Blut und Lymphe, eine Erscheinung, auf die wir
später noch zurückkommen werden. Die Blutgerinnung wird aber auch durch
pathologische Vorgänge beeinflußt. Bevor ich darauf eingehe, möchte ich nur
kurz noch das Verhalten der Blutgerinnung in der Schwangerschaft erwähnen.

Ebeler[134]) fand, daß in der Schwangerschaft die Blutgerinnung in den ersten
6 Monaten normal bleibe. Vom 7. Monat an verkürzt sich die Gerinnungszeit
bis zur Geburt und während der Geburt. Im Wochenbett tritt wieder eine
Verzögerung der Blutgerinnung ein, die bis zum Ende der zweiten Woche anhält,
um von da an wieder zur Norm zurückzukehren.

Bei pathologischen Vorgängen am menschlichen Organismus kommt es
zu weitgehenden Veränderungen der Blutgerinnungsfähigkeit.

Vor allem sei hier das pathologische Verhalten der Blutgerinnung bei Erkrankung von Drüsen mit innerer Sekretion erwähnt.

Bauer[135]) fand bei Erkrankungen der Schilddrüse, wie Kretinismus
und Basedow die Blutgerinnung verzögert, ohne daß ein Unterschied zwischen
Hyper- und Hypothyreoidismus durch die Blutgerinnung feststellbar wäre.

Daß eine Abhängigkeit zwischen Blutgerinnung und Thyreotoxikosen
besteht, ergab sich auch daraus, daß in Fällen, bei denen eine Verzögerung
der Blutgerinnung konstatiert worden war, durch Strumektomie das pathologische Verhalten der Blutgerinnung sich besserte und sich der Norm wieder
näherte.

Ebenso kann eine Beschleunigung der Gerinnung bei Erkrankung der
Schilddrüse durch Verabreichung von Schilddrüsentabletten erzielt werden.

Derselbe Autor stellte auch eine Verzögerung der Gerinnung beim Status
hypoplasticus fest.

Aber auch bei Störungen anderer Organe mit innerer Sekretion kommt es
zu Veränderungen der Gerinnungsfähigkeit des Blutes. So bezieht Kanders[136])
die Veränderung der Gerinnung bei Lebererkrankung auf den Ausfall dieses
Organes und verweist auch auf den Tierversuch, aus dem sich ebenfalls ergibt,
daß mit Störung der Leberfunktion die Blutgerinnung herabgesetzt wird. Dieser

Befund wird uns nicht überraschen, da es ja als sicherstehend gilt, daß in der Leber der Aufbau des Fibrinogens sich vollzieht.

Die Beschleunigung der Blutgerinnung bei katatonen Zuständen der Dementia praecox, welche A. Hauptmann[137]) fand, ist nach den derzeitigen Auffassungen über die Dementia praecox, die als eine Erkrankung mit Dysfunktion der Keimdrüsen bezeichnet werden kann, ebenfalls mit der Störung der inneren Sekretion in Beziehung zu bringen.

Kurz erwähnt sei ferner die Veränderung der Gerinnungsfähigkeit bei akuten und chronischen Infektionskrankheiten.

Addis[138]) beobachtete eine Beschleunigung der Blutgerinnung bei Typhus und eine Verlangsamung bei Pneumokokkeninfektion, allerdings nur dann, wenn die Mikroorganismen im Blut zirkulieren.

Magnus - Alsleben[139]) fand die Blutgerinnung bei Lungenschwindsucht, und zwar besonders bei Hämoptose der Phtisiker verzögert.

Zum Schlusse sei noch die Veränderung der Blutgerinnung bei Eklampsie erwähnt, bei der die Blutgerinnung beschleunigt ist [Engelmann und Ebeler[140])].

Bei Epilepsie wurden zuerst von Besta[141]) Untersuchungen über die Gerinnbarkeit des Butes angestellt, die zu dem Resultate führten, daß das Koagulierungsvermögen bei Epilepsie in der Mehrzahl der Fälle ein niedriges ist und durch die Anfälle nicht beeinflußt werde. Die Veränderung der Gerinnungsfähigkeit führt der Autor auf Veränderungen im Stoffwechsel des Epileptikers zurück.

Perugia[142]) konnte diese Befunde mit einer anderen Methode bestätigen.

Aus diesen beiden Arbeiten geht somit hervor, daß bei Epilepsie das Gerinnungsvermögen im allgemeinen herabgesetzt ist.

A. Hauptmann[137]) fand ebenfalls eine Verzögerung der Blutgerinnung bei Epilepsie. Schneider[191]) hingegen fand keine besondere Abweichung der Blutgerinnungszeiten. Fortlaufende Untersuchungen über die Gerinnungsfähigkeit des Blutes vor und nach dem Anfalle liegen meines Wissens nicht vor; und gerade solche Untersuchungen, welche einen Vergleich gestatten, sind für die Beurteilung der Gerinnungszeit des Blutes bei Epilepsie wichtig.

Die von mir bei Epilepsie erhobenen serologischen Befunde, aus denen sich, wie später noch ausführlicher gezeigt werden wird, Beziehungen von serologischen Befunden mit stoffwechselchemischen Vorgängen bei Epilepsie ergaben, veranlaßten mich, die bisherigen Ergebnisse über Blutgerinnung bei Epilepsie nachzuprüfen.

Diese Nachprüfung ergab sich aus der Notwendigkeit, die serologischen Veränderungen, die ja auch zu der Veränderung im Koagulationsvermögen führen, vor und nach dem Anfall genau zu studieren, da Besta in den Schlußfolgerungen seiner Arbeit aus dem Umstande, daß das Blutgerinnungsvermögen vor und nach dem Anfalle unverändert gefunden wurde, den Schluß zog, daß deren Blutkomponenten durch die Anfälle nicht verändert werden und daher auch die Krämpfe in keine Beziehung zu den Blutveränderungen gesetzt werden können.

Ist ein solcher Schluß im allgemeinen nicht zulässig, so muß außerdem noch bemerkt werden, daß die Stoffwechselversuche bei Epilepsie von Allers, Rohde, Krainsky u. a. die Veränderung der chemischen Befunde im Serum vor und nach dem Anfall sicherstellten, auf Grund welcher Befunde eine Abhängigkeit der chemischen Blutbefunde zum Anfall deutlich hervorgeht.

Im übrigen widersprechen die Befunde Bestas denen Turners[148]), der eine Verkürzung der Koagulationszeit beobachtet haben will.

Soll nun die Frage über das Verhalten der Blutgerinnung annähernd genau gelöst werden, so ist es vor allem nötig, eine Methode anzuwenden, die über eine solche Genauigkeit verfügt, daß der wissenschaftliche Wert der Resultate ein Vergleichen zuläßt. Sind doch jedenfalls die widersprechenden Ergebnisse, die bisher vorliegen (Besta, Turner) auf die Unzulänglichkeit der von ihnen angewandten Methoden zurückzuführen.

3. Methode.

Eine solche Methode zur Bestimmung der Gerinnungsfähigkeit des Blutes scheint die Methode von Bürker[144]) zu sein, die außer ihrer Einfachheit bei genauer Befolgung aller Vorschriften so geringe Fehler liefert, daß dieselben vernachlässigt werden können.

Im nachfolgenden sei sie kurz geschildert.

In ein rundes Messinggefäß, das durch eine ringsum befestigte Filzplatte vor nicht gewünschter Wärmeabgabe und -zufuhr geschützt ist, taucht ein Kupferkonus, der an einer Hartgummischeibe befestigt ist. Diese Hartgummischeibe verschließt das Messinggefäß nach oben. Der Kupferkonus ist vorspringend an der Hartgummischeibe angebracht, so daß er bei einer Füllung des Messinggefäßes mit Wasser in dieses eingetaucht ist, ohne daß jedoch das Wasser bis zur Hartgummischeibe, die das Gefäß abschließt, reicht. Der Kupferkonus hat auf seiner Fläche nach außen einen quadratischen Ausschnitt, in welchen ein Objektträger mit Hohlschliff hineinpaßt. Auf diesen Objektträger kommt nun das zu untersuchende Blut. Durch diese Konstruktion ist erreicht, daß der Objektträger durch den guten Wärmeleiter, das Kupfer, die Temperatur der Flüssigkeit annimmt, welche unterhalb im Messingtrog den Kupferkonus umgibt.

Auf diese Weise kann die Temperatur während des Versuchs durch Regulierung der Wassertemperatur willkürlich beeinflußt werden. Ein die Hartgummischeibe senkrecht durchbohrendes Thermometer gibt die Temperatur der Flüssigkeit im Messinggefäß an.

Bevor ein Versuch ausgeführt wird, muß nun das Wasser im Messinggefäß genau auf die Temperatur gebracht werden, bei welcher die Blutgerinnung ermittelt werden soll, gewöhnlich 25° C. Die Temperatur kann durch einen kleinen, regulierbaren Gasbrenner konstant erhalten werden.

Ist dieses vorbereitet, dann wird der quadratische Objektträger (mit dem Hohlschliff) sorgfältig mit Wasser, Äther-Alkohol gereinigt und auf den Ausschnitt des Kupferkonus gelegt. Auf den Hohlschliff kommt ein Tropfen destilliertes CO_2-freies Wasser, der für alle Versuche gleichgroß sein soll; man erreicht dies dadurch, daß man immer die gleiche Pipette nimmt. Das destillierte CO_2-freie Wasser habe ich luftdicht verschlossen aus der Spitalsapotheke bezogen und mir dadurch die Apparatologie Bürkers zwecks Freihaltung des Wassers von CO_2 erspart. Dann wird dieser Tropfen auf dem Objektträger mit einer kleinen Hartgummischeibe bedeckt und etwas gewartet, bis der Tropfen Wasser möglichst die Temperatur des im Messinggefäß befindlichen Wassers angenommen hat.

Jetzt kann der Versuch beginnen, zu welchem Zwecke mittels eines Schneppers einen Fingerkuppe, die vorher mit Ätheralkohol aa gereinigt wurde, eingeritzt wird, und der dadurch austretende Blutstropfen in den im Hohlschiff des Objektträgers befindlichen, vorgewärmten Wassertropfen einfallen gelassen wird. Sofort wird hierauf eine Stoppuhr in Gang gebracht.

Um nun die Temperatur im Versuch auf gleicher Höhe zu erhalten, ist es notwendig, das Wasser im Messingtrog gleichmäßig zu durchmischen, was durch Drehen der Hartgummiplatte, welche mit dem Kupferkonus dem Gefässe aufgesetzt ist und an der dem Wasser zugekehrten Seite Schaufeln besitzt, geschieht. Und zwar wird jede halbe Minute eine Drehung der Scheibe um 90° ausgeführt.

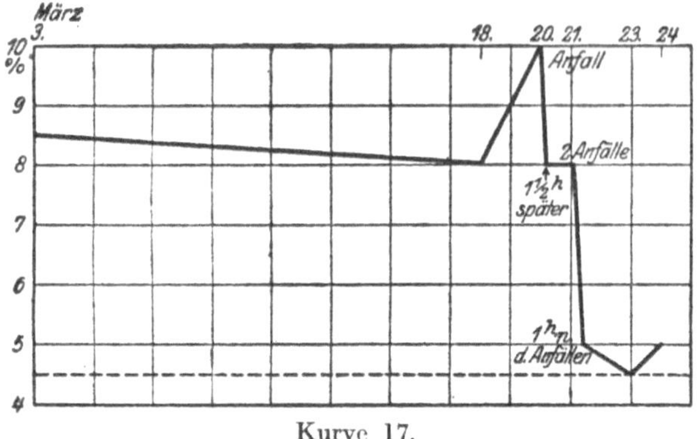

Kurve 17.

Um aber auch andererseits den Blutstropfen mit dem destillierten Wasser entsprechend zu mischen, werden zuerst nach Beginn des Versuchs mit einem fein ausgezogenen Glasfaden (0,2—0,3 mm dick) 5 Spinalturen von der Mitte des Blut- und Wassertropfengemisches ausgehend bis zur Peripherie ausgeführt. Nach einer halben Minute wird, gleichzeitig mit der Drehung der Hartgummiplatte um 90°, mit der Spitze des Glasfadens etwas entfernt vom Rande des Blut- und Wassertropfengemisches ein Halbkreis parallel mit dem Rande an der linken Seite gezogen. Nach einer weiteren halben Minute wird die Hartgummischeibe abermals um 90° gedreht und sofort nachher mit dem inzwischen wieder gut mit Ätheralkohol gereinigten Glasfaden in der Richtung eines Durchmessers, nach einer weiteren halben Minute und weiterer Drehung um 90° ein Halbkreis parallel zum rechten Rande gezogen. Dann kommt nach einer halben Minute wieder Drehung um 90°, gleich darauf wird ein Durchmesser gezogen, hierauf kommt nach Drehung um 90° ein Halbkreis links und so fort, bis das erste Fibrinfädchen beobachtet werden kann; darauf wird die Stoppuhr arretiert und die Gerinnungszeit an derselben abgelesen.

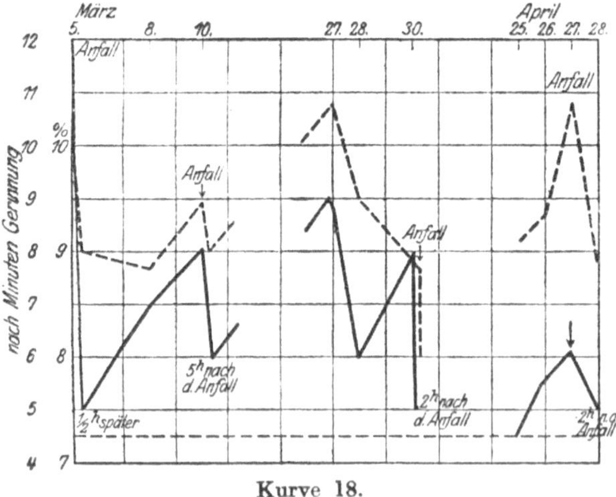

Kurve 18.

Da die Gerinnung sehr abhängig ist von der Temperatur, so ist natürlich auf die Temperatur das größte Augenmerk zu lenken. Ich arbeitete immer mit der Temperatur von 25°, und die Zahlen in der Tabelle gelten nur für diese Temperatur.

Will man die Gerinnungszeit bei 25° C mit der Zeit bei anderen Temperaturen vergleichen, so muß man die Kurve, die Bürker für die Gerinnungszeiten bei verschiedenen Temperaturen ausgearbeitet hat, benützen.

In der folgenden Untersuchungsreihe ist daher die Gerinnungszeit nur relativ einzuschätzen.

Was nun die Gerinnungszeit am Gesunden betrifft, so schwankt sie bei verschiedenen Individuen zwischen 4—5 Minuten bei 25° nach Bürker gemessen. Diese Befunde konnte ich im allgemeinen bestätigen.

4. Ergebnisse der Untersuchungen der Blutgerinnung bei Epilepsie.

Im nachfolgenden sind die Ergebnisse der Untersuchungen über Blutgerinnung bei Epilepsie nach der Bürkerschen Methode zusammengestellt. Die Untersuchungen sind so angestellt worden, daß sie immer zur gleichen Tageszeit (morgens 8—9 Uhr) vorgenommen wurden, um dadurch die Schwankungen, welche wir oben als physiologische bezeichnet haben, auszuschalten. Erfolgte an einem dieser Tage ein Anfall, so wurde auch nach diesen Anfällen untersucht.

Fall 5.[1]) (H. J.)

Datum der Untersuchung	Gerinnungszeit in Minuten bei 25° C	Decursus morbi
3. III.	8½	
18. III.	8	
20. III.	10	4 Stunden nachher Anfall
20. III.	8	½ Stunde nach dem Anfalle untersucht
21. III.	8	3 Stunden später 2 Anfälle
21. III.	5	1 Stunde nach den Anfällen
23. III.	4½	
24. III.	5	

Kurve 17.

Überblicken wir die Zusammenstellung und die graphische Darstellung durch eine Kurve des Falles 1, so geht hervor, *daß bei der Patientin vor dem Anfall immer eine Verzögerung der Gerinnungsfähigkeit des Blutes bis zu pathologischen Werten zu beobachten ist.*

Fall 7. (F.)

Datum der Untersuchnug	Gerinnungszeit in Minuten	Decursus morbi	Eiweißgehalt in %
5. III.	12		10,10
5. III.		5 Stunden später Anfall	
5. III.	5	½ Stunde nach dem Anfalle	9,03
8. III.	7		8,83
10. III.	8		9,46
11. III.		Anfall	
11. III.	6	5 Stunden nach dem Anfalle	9,00
27. III.	9		10,41
28. III.	6		9,56
30. III.	8		8,92
30. III.		2 Stunden später Anfall	
30. III.	5	½ Stunde nach dem Anfalle	8,00
25. IV.	4½		9,14
26. IV.	5½		9,35
27. IV.	6		9,90
28. IV.		Anfall	10,41
28. IV.	5	2 Stunden nach dem Anfalle	8,90

Kurve 18.

Der Fall 2 zeigt uns in der Zusammenstellung der Blutgerinnungszeiten vor und nach dem Anfalle dasselbe wie Fall 1. *Vor dem Anfalle pathologische Werte, nach dem Anfalle geht die Verzögerung der Blutgerinnungszeit meist bis zu normalen Werten zurück. Vor dem Anfalle finden wir hier am 5. III. einen wohl abnorm hohen Wert der Blutgerinnungszeit: 12 Minuten.*

Am 27. III. sehen wir einen Anstieg bis zu dem gewiß hohen Wert 9 Minuten, ohne daß ein Anfall folgte, oder auch nur ein klinisches Äquivalent beobachtet werden konnte.

---

[1]) Die Numerierung bezieht sich auf die Krankengeschichten auf Seite 18.

Vergleichen wir den Eiweißwert am selben Tage, so ist derselbe ebenfalls abnorm hoch, so daß aus diesem ein Anfall erwartet werden könnte. Gerinnungszeit sowohl als auch der Serumeiweißgehalt sind an diesem Tage wie vor einem Anfalle pathologisch verändert.

Es scheint hier also nur eine epileptische Stoffwechselstörung sich im serologischen Verhalten Luft zu machen (serologisches Äquivalent?).

Fall 6. (P. M.)

Datum der Untersuchung	Gerinnungszeit in Minuten	Decursus morbi
3. III.	11	8 Stunden später Anfall
4. III.	3	
5. III.	9	9 Stunden später Anfall
6. III.	$4^1/_2$	10 Stunden nach dem Anfalle
8. III.	5	Im Anfall untersucht
8. III.	4	1 Stunde nach dem Anfalle

Kurve 19.

Auch Fall 3 lehrt dasselbe wie Fall 1 und 2, nämlich die *Verzögerung der Blutgerinnung vor dem Anfalle und die Abnahme der Verzögerung nach dem Anfalle.*

Einmal, am 8. III., gelang es mir im Anfalle eine Blutgerinnungsbestimmung zu machen und *es zeigte sich, daß im Anfalle bereits normale Werte zurückkehren.*

Fassen wir das Ergebnis dieser 3 Untersuchungsreihen zusammen, so läßt sich folgendes feststellen:

1. *Die Blutgerinnung zeigt bei Epilepsie ein pathologisches Verhalten insofern, als im allgemeinen die Blutgerinnung häufig beträchtlich verzögert wird.*

2. *Vor Anfällen läßt sich regelmäßig eine Verzögerung der Blutgerinnung beobachten, die nach dem Anfalle sofort abnimmt und bis zur Norm zurückkehren kann. Der Unterschied in der Blutgerinnungszeit vor und nach dem Anfalle ist immer in die Augen springend, auch wenn nach dem Anfalle noch verhältnismäßig hohe Werte bestehen bleiben.*

3. *Bei der fortlaufenden Untersuchung der Gerinnungsfähigkeit des Blutes bei einem Fall von Epilepsie konnte einmal eine pathologische Verzögerung der Blutgerinnung konstatiert werden, ohne daß ein Anfall oder ein klinisches Äquivalent eines Anfalles zur Beobachtung gelangt.*

Der Vergleich mit dem Serumeiweißgehalt in diesem Falle lehrt, daß auch der Eiweißgehalt so verändert ist, daß ein Anfall zu erwarten gewesen wäre. Es scheint in diesem Falle der pathologische Stoffwechselvorgang diese für den epileptischen Anfall sonst so charakteristischen Anzeichen hervorgerufen zu haben, ohne daß alle übrigen, uns noch unbekannten Bedingungen für den Eintritt eines Anfalles oder eines klinischen Äquivalentes gegeben gewesen wären; eine Erscheinung, welche man vielleicht als serologisches Äquivalent des epileptischen Anfalles bezeichnen könnte.

5. Beziehung der Blutgerinnung zum Stoffwechsel.

Ergibt sich nun aus den vorliegenden Untersuchungen, daß die Blutgerinnung bei Epilepsie sich pathologisch verhält, so erübrigt es sich noch, für dieses pathologische Verhalten der Blutgerinnung eine Erklärung zu finden.

Da zur Blutgerinnung Komponenten im Serum notwendig sind, die zum Stoffwechsel in unmittelbarer Beziehung stehen, vom Organismus durch den Stoffwechsel produziert werden, kann auch aus der Störung der Blutgerinnung geschlossen werden, daß im Stoffwechsel des Epileptikers Störungen auftreten.

Der Stoffwechsel bei Epilepsie ist von verschiedenen Autoren studiert worden und es hat sich aus den Arbeiten aller dieser Autoren ergeben, daß der Stoffwechsel sowohl in seinen organischen, als auch in seinen anorganischen (mineralischen) Anteilen weitgehende Störungen aufweist.

Betrachten wir uns zunächst den Eiweißstoffwechsel bei Epilepsie, so finden wir nach Kauffmann[145]), daß die Stickstoffbilanz — als der Ausdruck des Eiweißstoffwechsels bei Epilepsie — folgendes Bild liefert:

In der anfallsfreien Zeit, also im interparoxysmalen Intervall fällt auf, daß Kranke nicht in das Stickstoffgleichgewicht zu bringen sind, auch wenn die Stickstoffzufuhr durch Diät abnorm erhöht wird. Vor dem Anfalle wird regelmäßig eine Retention von Stickstoff beobachtet, ohne daß jedoch ein Aufbau von Körpereiweiß nachgewiesen werden könnte.

Entsprechend diesen Befunden Kauffmanns kann man im Harn vor dem Anfalle *eine Verminderung des Harnstoffes* [Masoin[146]), Rivano[147]), Roncoroni[148]), Teeter[149]), Vires[150])] *und der Harnsäure* [Krainsky[151]), Agostini[152]), Alessi[153]), Stadelmann[154])] feststellen.

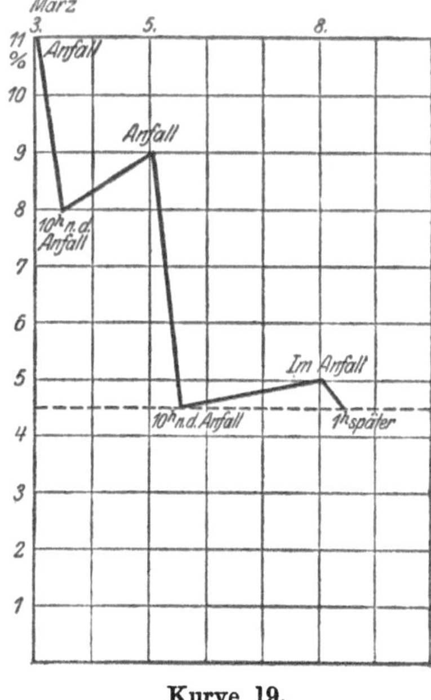

Kurve 19.

Nach dem Anfalle ist der *Harnstoff* nach den früher genannten Autoren *vermehrt, ebenso die Harnsäure,* welch letzterer Befund auch von Haig[155]), Klein[156]), Tonnine[157]), Masoin[51]) bestätigt wurde.

Da nun bei Epilepsie vor dem Anfalle Stickstoff reteniert, Eiweiß aber nicht aufgebaut wird, andererseits vor dem Anfalle die Endprodukte des Eiweißstoffwechsels Harnstoff und Harnsäure, vermindert ausgeschieden werden, kann angenommen werden, daß die Produkte des Eiweißstoffwechsels, welche zwischen dem hochmolekularen, vom Körper aufzubauenden Eiweiß und den Endprodukten liegen, welche den Organismus verlassen, die sogenannten Eiweißspaltprodukte retiniert werden. Diese Retention hört nach dem Anfalle sofort auf.

Es ist also anzunehmen, daß vor dem Anfalle Eiweißspaltprodukte in vermehrtem Maße im Blute der Epileptiker kreisen.

Aus der Pathologie ist nun bekannt, daß die Blutgerinnung experimentell durch intravenöse Einverleibung eines Gemisches von Eiweißspaltprodukten, wie es das Pepton darstellt, nicht nur verzögert, sondern praktisch aufgehoben werden kann (Peptonvergiftung).

Haben wir nun früher feststellen können, daß bei Epilepsie vor dem Anfalle die N-Retention auf der Anreicherung des Organismusses mit Eiweißspaltprodukten beruht, so haben wir die Eigenschaft der Veränderung der Blutgerinnung beim Epileptiker vor dem Anfalle schon dadurch allein erklärt.

Bestärkt werden wir in dieser Ansicht noch durch den Vergleich der Blutgerinnung beim anaphylaktischen Schock.

Biedl und Kraus[115]) konnten als erste beim anaphylaktischen Schock die Aufhebung der Blutgerinnung feststellen. Nun wissen wir aus den Untersuchungen H. Pfeiffers[116]), daß im anaphylaktischen Schock das Serum eine Anreicherung von Eiweißbausteinen aufweist, so daß die pathologische Blutgerinnung ohne weiteres auf diese Veränderung des Blutes bezogen werden kann.

Fassen wir also das oben Besprochene zusammen, so ergibt sich, daß die Verzögerung der Blutgerinnung vor dem epileptischen Anfalle auf die Veränderung des Blutes durch Anreicherung mit Eiweißspaltprodukten zurückzuführen ist.

Nach dem Anfalle geht die N-Retention zurück, woraus geschlossen werden kann, daß die Eiweißspaltprodukte aus der Blutbahn verschwinden und durch den Harn ausgeschieden werden. Der Harn erlangt ja dadurch die von Pfeiffer und Albrecht, Loewe u. a. beobachtete Toxizität. Es ist daher nichts anderes zu erwarten, als daß die Blutgerinnung durch Beseitigung der gerinnungshemmenden Eiweißspaltprodukte zur Norm zurückkehrt bzw. beschleunigt wird

Wie weit bei der Gerinnungsfähigkeit des Blutes vor und nach dem epileptischen Anfalle auch das Kalzium mitspielt, ist noch nicht spruchreif, da die Untersuchungen über den Mineralstoffwechsel bei Epilepsie eine Störung der Kalziumbilanz ergab, indem nach dem Anfalle Kalzium vermehrt ausgeschieden wird [Fére[159]), Lépine und Jacquin[160]), Rivano[147]), Voisin und Oliviero[160]) u. a.].

Über den Kalziumgehalt des Blutes vor und nach dem Anfalle ist jedoch noch nichts bekannt.

C. Über den Lipoidgehalt, speziell den Cholesteringehalt im Serum bei Epilepsie und seine Bedeutung.

1. Allgemeines über Lipoide.

Seit die biologischen Aufgaben der Lipoide erforscht werden und die Bedeutung der Lipoide für alle vitalen Vorgänge im Brennpunkte wissenschaftlicher Erkenntnis steht, war man bemüht, den Lipoidstoffwechsel nicht nur unter physiologischen, sondern auch unter pathologischen Verhältnissen zu studieren.

Die Lipoide stellen Körper dar, welche im Zellplasma und in der Zellmembran vorhanden sind, und die übrigen Substanzen der Zelle physikalisch-chemisch wie mit einer Membran abgrenzen; diese ist halbdurchlässig zu denken und durch sie wird die Nahrungsaufnahme der Zelle ermöglicht. Ihre Zerstörung hat den Tod der Zelle zur Folge und umgekehrt.

Aber nicht nur der Transport der Nahrung für die Zelle wird durch die Lipoide vermittelt, sondern auch der Auf- und Abbau aller lebenswichtigen organischen

Elemente wird durch die Lipoide beeinflußt, insofern als durch sie alle fermentativen Vorgänge gehemmt oder gefördert werden.

Was die Natur der Lipoide betrifft, so seien dieselben zunächst chemisch umgrenzt durch die Definition Ivar Bangs[162]).

Lipoide sind solche Verbindungen, welche in den organischen Solventien wie Äther, Alkohol, Chloroform und Benzol löslich sind.

Alles, was man durch solche Lösungsmittel aus Zellen, Organen oder Flüssigkeiten extrahieren kann, sind Lipoidstoffe, es sei denn, daß die Löslichkeit anderer Substanzen in diesen Solventien indirekt durch die Gegenwart gewisser chemischer Körper ermöglicht wird.

Es ist ganz klar, daß diese Definition nicht fordert, daß jeder Lipoidstoff in sämtlichen Lösungsmitteln löslich sein muß, und in der Tat kommen auch solche Lipoidkörper vor, welche in Benzol, nicht aber in Äther oder Alkohol löslich sind.

Werden die Lipoide auf Grund ihrer Löslichkeit durch die obige Definition umgrenzt, so ist natürlich über den chemischen Aufbau dieser Körper nichts gesagt, ja, es ist sogar zu erwarten, daß man unter Körpern mit den gleichen Löslichkeitsverhältnissen sehr verschiedene Verbindungen finden kann.

Es ist daher wohl klar, daß die Lipoide in ihrem chemischen Aufbau oft von Grund auf verschieden sind und ihrer Konstitution nach ganz verschiedenen Gruppen angehören. Über viele, vielleicht die meisten Lipoide fehlen uns noch die Kenntnisse über ihren chemischen Aufbau, da die Trennung der einzelnen Lipoidkörper voneinander durch die gleichen Löslichkeitsverhältnisse unmöglich ist und auch durch die Unbeständigkeit vieler Lipoidkörper die Analyse erschwert wird.

Die bisher bekannten Lipoide wurden durch Thudichum in 3 Gruppen geteilt, welche gegeneinander scharf charakterisiert sind:

I. Die phosphor- und stickstoffhaltigen Verbindungen — Phosphatide.

II. Phosphorfreie — stickstoffhaltige Substanzen — Cerebroside.

III. Phosphorfreie und stickstoffreie Verbindungen wie Cholesterine, Neutralfett, Fettsäuren u. a.

Von den Lipoiden aus der ersten Gruppe ist das Lezithin durch seine biologische Stellung das wichtigste.

Es soll, wie später noch angeführt werden wird, in einem gewissen Antagonismus zum Cholesterin stehen, indem es auf fermentative Vorgänge einen fördernden Einfluß nimmt, während Cholesterin eine Hemmung ausübt.

Leider ist auch die chemische Konstitution des Lezithins noch nicht ganz sicher — man nimmt an, daß es ein glyzerin-phosphorsaures Cholin ist —, da es ein äußerst zersetzlicher Körper ist. Ivar Bang bezweifelt überhaupt, daß die Reindarstellung des Lezithins gelungen ist. So sind auch quantitative Untersuchungen über den Lezithingehalt von Organen, Blut u. a. bisher problematisch geblieben. Wir wissen daher über den Lezithinstoffwechsel im Organismus, sowie über die Störungen desselben nichts Sicheres.

Besser studiert ist die dritte Gruppe der Lipoide, welche die Fettsäuren, das Neutralfett und das Cholesterin umfaßt.

Die Fettsäuren kommen teils als Seifen, teils als Verbindungen mit Alkoholen (Glyzerin, Cholesterin) vor.

2. Cholesterin, chemische Konstitution und Allgemeines.

Von größter Wichtigkeit und besonderem Interesse von den Lipoidkörpern der dritten Gruppe ist das Cholesterin, das im Organismus überall anzutreffen ist und durch die Verbindung mit Fettsäuren als Cholesterinfettsäureester für den Fettstoffwechsel Bedeutung hat.

In den letzten Jahren konnte aber auch, wie später noch ausführlich berichtet werden wird, der Einfluß des Cholesterins auf fermentative Vorgänge festgestellt werden, so daß die biologische Bedeutung des Cholesterins für alle Lebensvorgänge der Zelle ins Auge fällt.

Das Cholesterin ist eine stickstoff- und phosphorfreie organische Verbindung mit einem hydrierten Kohlenstoffring als Kern.

Während seine Bruttoformel mit $C^{27}H^{45}OH$ angenommen wird, hat Windaus für die Formel folgende Konstitution:

$$\begin{array}{c} CH_3 \\ \diagdown \\ \qquad CH \cdot CH_2 \cdot CH_2 \cdot C_{18}H_{27} = CH_2 \\ \diagup \\ CH_3 \end{array}$$

$$\begin{array}{cc} H_2C & CH_2 \\ & CHOH \end{array}$$

als wahrscheinlich bezeichnet.

Diese Formel weist also eine Doppelbindung — eine sekundäre Alkoholgruppe — auf, durch welche die Bildung des Säureesters zustande kommt. Die 17 Kohlenstoffatome des Zentrums bilden wahrscheinlich ein kompliziertes System von Ringen für sich, von denen angenommen wird, daß die Ringe und deren Verbindung Ähnlichkeit mit den im Pflanzenreich so häufig vorkommenden Terpenen haben.

Eine Beziehung mit einer uns bisher bekannten Verbindung im Tierkörper und dem Cholesterin besteht scheinbar nicht, mit Ausnahme der Cholsäure, die in ihrer Gruppierung Ähnlichkeit aufweist. Man nimmt für die Cholsäure die Konstitutionsformel:

$$\begin{array}{c} CH_2OH \\ \diagdown \\ \qquad\qquad C_{18}H_{27} \cdot COOH \\ \diagup \\ CH_2OH \end{array}$$

$$\begin{array}{cc} H_2C & CH_2 \\ & CHOH \end{array}$$

an.

Goodman[168]) fand auch, daß an und nach Cholsäurefütterung der Cholesteringehalt der Galle ansteigt.

Das Cholesterin kristallisiert in Nadeln, die in Alkohol, Äther, Benzol und Chloroform löslich sind, unlöslich jedoch im Wasser. Es ist optisch aktiv und hat einen Schmelzpunkt von 147° C.

Cholesterinester ist in allen Zellen vorhanden und zwar besonders im Zentralnervensystem, in der Galle und im Blut. Während im Blut die roten Blutkörperchen freies Cholesterin enthalten, findet man im Serum Cholesterinfettsäureester. Außerdem findet man Cholesterin in Gallensteinen, in allen

Exsudaten, Blutergüssen und Eiterherden, in atheromatösen Aorten und allen Infarkten.

Adami und Aschoff[164]) sowie Panzer[165]) konnten in verfetteten Organen eine doppeltbrechende Substanz nachweisen, die sie als Cholesterinester erkannten.

Windaus [166]) fand auch in pathologischen Nieren einen doppeltbrechenden Körper und die weitere chemische Untersuchung ergab, daß es sich um Cholesterin, gebunden an Palmitinsäure, handelte.

Kawamura[167]) hat auf dieser Basis weitergeforscht und mittels Färbemethoden und Polarisationsmikroskop Cholesterinester in verfetteten Organen nachgewiesen und auf diese Befunde sich stützend, den neuen Begriff der Cholesterinverfettung in die Pathologie eingeführt.

Ob der menschliche Organismus imstande ist, sich aus cholesterinfreier Nahrung Cholesterin aufzubauen, ist noch sehr fraglich.

Per os verabreichtes Cholesterin scheint beim Menschen vom Darm aus nicht resorbiert werden zu können, zum Unterschied von den Herbivoren wie z. B. den Kaninchen, bei denen eine Resorption vom Darmtrakt sichergestellt ist.

Da bei Epilepsie und epileptischen Anfällen das Zentralnervensystem in schwerste Mitleidenschaft gezogen ist, das Zentralnervensystem aber eine Hauptdepotstelle für Lipoide, insbesondere aber für Cholesterin darstellt, verdient der Cholesterinstoffwechsel bei Epilepsie das größte Interesse.

Wie oben schon angedeutet wurde, nimmt das Cholesterin durch sein biologisches Verhalten auch einen Einfluß auf die Fermente und da bei Epilepsie im Blute Fermente spezifischen Charakters nachgewiesen wurden, ergab sich die Frage, ob mit dem Auftreten von Fermenten im Blute der Epileptiker nicht auch Veränderungen im Cholesteringehalt einhergehen. Deshalb unternahm ich es, den Cholesteringehalt des Blutes bei Epilepsie zu studieren, um dadurch die bisherigen serologischen Befunde zu ergänzen.

Die Zahl der bisher über den Cholesteringehalt bei Epilepsie vorliegenden Arbeiten ist sehr dürftig und leiden vor allem an dem Mangel einer exakten und gleichzeitig leicht ausführbaren Methode.

Flint[168]) fand im allgemeinen den Cholesteringehalt des Blutes bei Epilepsie vermehrt, was Pighini[169]) durch quantitative Bestimmungen an Seren von Epileptikern, in vielen Fällen von Epilepsie bestätigen konnte, ohne daß jedoch eine Beziehung zu den epileptischen Anfällen gefunden werden konnte. Es ist also die wichtige Frage offen geblieben:

Ist der Cholesteringehalt des Epileptikers immer konstant oder zeigt er Schwankungen und sind diese Schwankungen in eine Beziehung zu den Anfällen zu bringen?

3. Methode der Cholesterinbestimmung.

Um diese Frage zu lösen, galt es, sich einer Methode zu bedienen, welche eine genaue quantitative Bestimmung des Cholesterins ermöglicht und, da die Bestimmung fortlaufend, an einem Tage mehrmals auszuführen ist, wenig Blutmengen erfordert.

Von den exakten Cholesterinbestimmungsmethoden haben heute zwei sich einen Vorrang errungen: die Digitoninmethode von Windaus[166] und die kolorimetrische von Autenrieth und Funk[170].

Das Prinzip der Digitoninmethode nach Windaus beruht darauf, daß freies Cholesterin eine schwerlösliche Verbindung mit alkalischem Digitonin eingeht und das Digitonincholesterin bildet, während es mit Cholesterinester keine Reaktion gibt. Diese Methode dient daher auch zur Trennung des freien Cholesterins von Cholesterinestern.

Da jedoch diese Methode verhältnismäßig größere Blutmengen, 50 ccm erfordert, zeitraubend ist und außerdem nur in der Hand des chemisch geschulten und erfahrenen Untersuchers verläßliche Resultate liefert, eignet sie sich für fortlaufende Untersuchungen im klinischen Betriebe nicht besonders.

Viel einfacher und für das klinische Laboratorium geeigneter ist die von Autenrieth und Funk[170] angegebene kolorimetrische Methode. Sie beruht auf der Liebermann-Burchhardschen Farbenreaktion des Cholesterins und kolorimetrischen quantitativen Auswertung mittels einer Vergleichsfarbenlösung. Da ich mich bei der Untersuchung dieser Methode bediente, sei sie im nachfolgenden kurz geschildert:

Man entnimmt 5—10 ccm Blut durch Punktion der Vene, läßt das Blut gerinnen, zentrifugiert es dann, pipettiert 2 ccm mittels einer genau ausgewogenen Pipette ab und gibt sie in ein Erlenmayerkölbchen von 30—50 ccm Inhalt. Hierauf setzt man 20 ccm einer 25%igen Natronlauge hinzu und erwärmt diese Lösung 2 Stunden auf dem Wasserbad.

Durch das Erhitzen erreicht man ein vollständiges Verseifen des im Serum meist an Fettsäure gebundenen Cholesterins. Dieses nun freie Cholesterin muß mit Äther oder Chloroform aus dem Serum ausgeschüttelt werden. Man schüttelt mit Äther (Äthermethode) aus, indem man das Serum-Natronlaugegemisch in einen kleinen Schütteltrichter (Inhalt 100 bis 150 ccm) bringt, 50 ccm Äther hinzufügt und 5 Minuten ausgiebig schüttelt. Das Cholesterin geht dadurch in den Äther über. Nach dem Schütteln läßt man die Flüssigkeit etwas stehen, wodurch sich der Äther vom Serum scheidet. Die beiden Flüssigkeiten trennt man nun durch den Schütteltrichter, den Äther läßt man in einen Kolben ab und das Serum wird abermals mit der gleichen Menge Äther ausgeschüttelt. Diese Prozedur wird fünfmal wiederholt und der Äther der 5 Fraktionen vereinigt. Hierauf destilliert man den Äther, der das ganze Cholesterin des Serums aufgenommen hat, ab, löst den Rückstand in Chloroform und füllt mit Chloroform im Meßkolben auf 100 ccm auf. Diese 100 ccm Chloroform enthalten also das gesamte Cholesterin der 2 ccm Serum. Jetzt nimmt man 5 ccm dieser Chloroform-Cholesterinlösung, gibt sie in ein 10-ccm-Kölbchen, fügt zuerst 2 ccm Essigsäureanhydrid und dann 0,1 ccm konzentrierte Schwefelsäure hinzu, schüttelt, gibt das Kölbchen in ein Becherglas mit Wasser von einer Temperatur von 37° und stellt es dann auf 10—15 Minuten in einen dunklen Raum (Arbeitsschrank), um es vor Lichteinwirkung zu schützen. Nach diesen 10—15 Minuten hat sich die Farbreaktion vollzogen, jetzt kann die Flüssigkeit in das kleine Glas des Kolorimeters eingefüllt werden und durch Vergleich mit der testierten Farblösung das Cholesterin quantitativ bestimmt werden.

Einfacher, aber nicht ganz so genau, ist die Methode, mit Chloroform auszuschütteln (Chloroformmethode). Ich mußte mich dieser wegen Äthermangels bedienen. Das Serum, welches mit Natronlauge auf dem Wasserbad 2 Stunden erhitzt worden war, wird mit 20 ccm Chloroform im Schütteltrichter ausgeschüttelt, das Chloroform durch den Schütteltrichter vom Serum getrennt und in einen Kolben eingefüllt.

Diese Prozedur wird mit je 20 ccm Chloroform vier- bis fünfmal wiederholt und das Chloroform, das jetzt das gesamte Cholesterin des Serum-Natronlaugegemisches enthält, in einem Kolben gesammelt. Jetzt setzt man diesem Chloroform 1—2 g Natrium sulfurie sicc zu, worauf sich das trübe Chloroform (Wasseremulsion) sofort klärt, und filtriert die Lösung in einen 100-ccm-Kolben. Der Filter wird mit reinem Chloroform nachgewaschen und der Kolben auf 100 ccm aufgeführt. Davon nimmt man 5 ccm und stellt die Reaktion mit Essigsäureanhydrit und konzentrierter Schwefelsäure wie früher an.

Wacker und Hueck[171]) haben diese kolorimetrische Methode nach Autenrieth und Funk genau geprüft, mit der Digitoninmethode nach Windaus verglichen und konnten dabei die Genauigkeit der kolorimetrischen Methode feststellen.

4. Ergebnisse der Cholesterinuntersuchungen und ihre Beziehungen zur Pathologie im allgemeinen.

Ich habe mit dieser Methode ein großes Material untersucht (ca. 100 Fälle), habe an einem Serum wiederholt zwei Versuche angestellt und finden können, daß die Methode nicht nur verhältnismäßig einfach sondern auch in ihren Resultaten genau ist.

Die Untersuchungen habe ich meistens mit Serum ausgeführt, da mir ja vor allem der Cholesteringehalt des Serums (Cholesterinfettsäureester) zum Vergleich geeignet erschien, während ich den Cholesteringehalt der Blutkörperchen (freies Cholesterin) unberücksichtigt ließ.

Der gesunde Organismus zeigt, unter denselben Verhältnissen untersucht, einen ziemlich konstanten Cholesteringehalt im Serum und schwankt nach Autenrieth und Funk zwischen 0,14—0,16%, Werte, die ich im allgemeinen als etwas zu hoch fand.

Nach meinen Untersuchungen schwankte der Cholesteringehalt des Serums zwischen 0,13—0,15%. Vielleicht ist diese Differenz auf den durch die Kriegsverhältnisse geänderten Ernährungszustand zurückzuführen; die Untersuchungen Autenrieths stammen aus dem Jahre 1913.

Wichtig ist, daß das Blut womöglich vom nüchternen Patienten (morgens) entnommen wird, da die Verdauung (Lipämie) zu hohe Werte ergeben kann.

Bei den fortlaufenden Untersuchungen bei Epilepsie habe ich mich immer daran gehalten und nur dann, wenn es galt, den Cholesteringehalt nach dem Anfall zu untersuchen, um ihn mit dem Werte vor dem Anfalle zu vergleichen, mußte ich davon abgehen. Die Cholesterinwerte nach dem Anfalle sind in diesen Fällen daher noch niedriger einzuschätzen.

Während der Cholesteringehalt des Serums unter physiologischen Verhältnissen nur innerhalb sehr enger Grenzen schwankt, kommt es bei geändert physiologischen Verhältnissen (Schwangerschaft) sowie bei Erkrankungen des Organismus zu recht bedeutenden Schwankungen.

In der *Schwangerschaft* nimmt der Cholesteringehalt des Blutserums nach M. Hufmann[172]) allmählich zu, um im letzten Monat sein Maximum zu erreichen. Post partum sinkt er innerhalb 8—10 Tagen bis zur Norm ab.

Bei pathologischen Vorgängen im Organismus ist der Cholesteringehalt im Blutserum (Cholesterinspiegel des Blutes) in verschiedener Weise verändert.

Während im *Fieberzustand* unabhängig von der zugrundeliegenden Krankheit der Cholesterinspiegel des Blutes meist ein Absinken zeigt [Stepp[172])], kommt es bei *Nierenerkrankungen* meist zu einer Vermehrung. Stepp, der sich eingehender mit dem Cholesteringehalt des Blutserums bei Nephritiden beschäftigte, kommt zu folgenden Ergebnissen:

Bei akuter Nephritis ist der Cholesteringehalt des Blutserums meist erhöht, bei chronisch diffuser Glomerulonephritis in der Hälfte der Fälle.

Ganz außergewöhnlich hohe Werte sind bei Nephrose zu finden. Bei Erkrankungen der Leber und der Gallenwege wie Ikterus, Cholämie, ist der Cholesteringehalt des Serums ebenfalls häufig erhöht, was sich ja aus dem Übertreten von Galle, die ja sehr reich an Cholesterin ist, in die Blutbahn erklären läßt [Port[174]), Stepp[173])].

Die Untersuchungen Weltmanns[175]) bei *Diabetes mellitus* ergaben eine regelmäßige Erhöhung des Cholesterinspiegels, welche Befunde von Stepp, Bacmeister und Havers[176]) bestätigt wurden. Bacmeister und Havers fanden bei *Arteriosklerose* im beginnenden Stadium eine Erhöhung des Cholesteringehaltes während Stepp bei stark entwickelter Arteriosklerose keine Erhöhung mehr feststellen konnte.

Minie Hufmann[172]) fand den Cholesterinspiegel im Blut von *Eklamptischen* mitunter sehr erhöht was in Anbetracht der Nierenschädigung bei Eklampsie nach dem früher Erwähnten nicht verwunderlich ist.

Endlich sei noch der Cholesteringehalt des Blutes bei *Tumoren* erwähnt, bei denen Weltmann[173]) eine Erniedrigung des Cholesteringehaltes beobachten konnte.

5. Eigene Untersuchungsergebnisse.

Wie schon früher erwähnt, war bei Epilepsie im allgemeinen eine Erhöhung des Cholesterinspiegels im Blute gefunden worden, ohne daß jedoch auf eine Beziehung zu den Anfällen Rücksicht genommen war.

Ich untersuchte nun fortlaufend den Cholesteringehalt des Blutserums und bemühte mich besonders die Verhältnisse vor und nach dem Anfalle zu berücksichtigen.

In nachfolgender Tabelle sind die Werte des Cholesteringehaltes einer Epileptikerin übersichtlich zusammengestellt.

Tabelle I. (H. J.) (Fall 5.)

Datum	Cholesteringehalt des Serums in %	Decursus morbi
26. I.	0,13	
29. I.	0,13	
15. II.	0,21	8ʰ a. m. Blutentnahme, 11ʰ a. m. Anfall
15. II.	0,15	1 Stunde nach dem Anfalle
20. II.	0,22	8ʰ a. m. Blutentnahme, 10ʰ a. m. 4 kurze Anfälle
20. II.	0,12	2 Stunden nach den Anfällen
3. III.	0,23	
18. III.	0,19	
20. III.	0,23	Blutentnahme im Anfalle
20. III.	0,20	Blutentnahme 6 Stunden später
21. III.	0,23	8ʰ a. m. Blutentnahme, 3ʰ p. m. Anfall
22. III.	0,19	
23. III.	0,15	

Kurve 20.

Die Zusammenstellung dieser Tabelle und Kurve 1 ergibt, daß der Cholesteringehalt des Serums vor dem Anfalle und im Anfalle pathologisch hohe Werte ausweist, um nach dem Anfall wieder abzusinken.

Am 20. III. konnte der Cholesteringehalt im Anfalle selbst bestimmt werden. Die Blutuntersuchung 6 Stunden später ergab einen allerdings nur wenig niedrigeren Cholesteringehalt.

Am nächsten Tage sank der Cholesteringehalt nicht nur nicht weiter ab, sondern stieg wieder zu den Werten des vorhergehenden Tages an. Pünktlich stellte sich wieder·

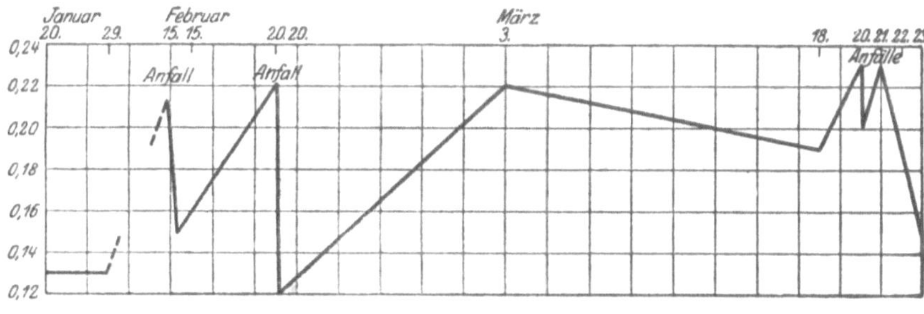

Kurve 20.

7 Stunden später ein Anfall ein. In den nächsten anfallsfreien Tagen erst sank der Cholesteringehalt allmählich zu normalen Werten ab.

Die zweite Tabelle betraf ebenfalls eine genuine Epileptikerin, die in Zeiträumen von 3—4 Tagen Anfälle bekam. Nachstehend Tabelle und Kurve.

Tabelle II. (P. M.) (Fall 6.)

Datum	Cholesteringehalt des Serums in %	Decursus morbi
3. IV.	0,23	8h a. m. Blutentnahme, 6h p. m. Anfall
3. IV.	0,16	1 Stunde nach dem Anfall
4. IV.	0,16	
6. IV.	0,15	Untersuchung nach dem Anfall
8. IV.	0,20	8h a. m. Blutentnahme, 11h a. m. Anfall
8. IV.	0,17	3 Stunden nach dem Anfall

Kurve 21.

Durch die Zusammenstellung des Cholesteringehaltes im Serum bei Fall 2 ·*ergeben sich dieselben Verhältnisse wie bei Fall 1: Anztieg bzw. Erhöhung des Cholesteringehaltes vor dem Anfalle, Abfall und niedrige (normale) Werte nach dem Anfalle.*

Am 6. IV. konnte der Cholesteringehalt nur nach dem Anfalle erhoben werden und er zeiyte da einen normalen Wert. Im Vergleich zu den studiertea Verhältnissen kann angenommen werden, daß er vor dem Anfalle höher war.

Ein dritter Fall von genuiner Epilepsie ergab nachfolgende Cholesteringehalte:

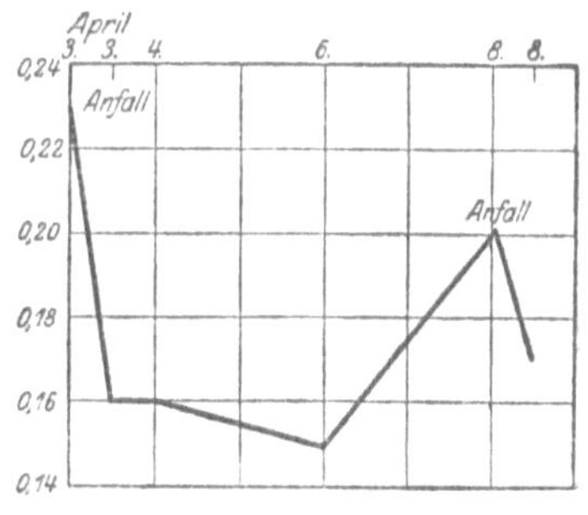

Kurve 21.

4*

Tabelle III. (Ph.) (Fall 4.)

Datum	Cholesteringehalt des Serums in %	Decursus morbi
5. III.	0,21	8^h a. m. Blutentnahme, 11^h a. m. Anfall
5. III.	0,15	1 Stuhde nach dem Anfalle
6. III.	0,10	
11. III.	0,15	Blutentnahme 5 Stunden nach dem Anfalle
12. III.	0,11	
15. III.	0,15	Blutentnahme nach einer Anfallsserie

Kurve 22.

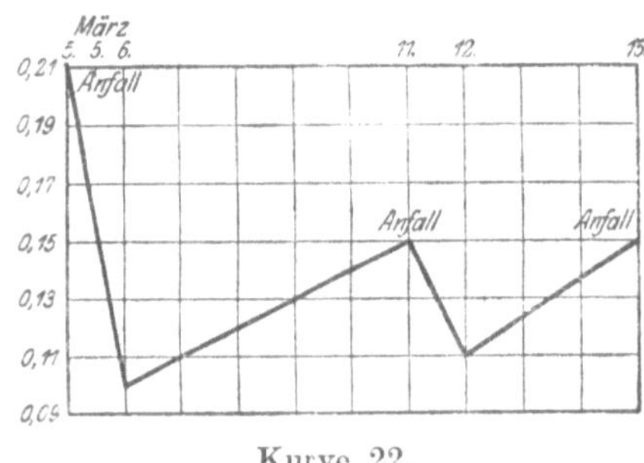

Kurve 22.

Auch der Fall 3 zeigt im großen und ganzen die ähnlichen Verhältnisse wie Fall 1 und 2. Wir finden am 5. III. einen pathologisch hohen Cholesteringehalt, der nach dem Anfalle gleich zur Norm absinkt und am nächsten Tage einen subnormalen Wert zeigt. Am 11. III. und 15. III. konnte die Blutentnahme nur nach dem Anfalle gemacht werden. Der Cholesteringehalt zeigt nach dem Anfalle an diesen Tagen dasselbe Bild wie früher, nämlich normale Werte.

Tabelle IV. (F. A.) (Fall 7.)

Datum	Cholesteringehalt des Serums in %	Decursus mobi
12. XI.	nicht bestimmt	Anfall
13. XI.	0,17	
14. XI.	0,12	
16. XI.	0,19	
17. XI.		Anfall
17. XI.	0,10	5 Stunden nach dem Anfalle
8. XII.	0,20	8^h a. m. Blutentnahme, 11^h a. m. Anfall
8. XII.	0,18	1 Stunde nach dem Anfalle
9. XII.	0,16	
11. I.	0,15	

Kurve 23.

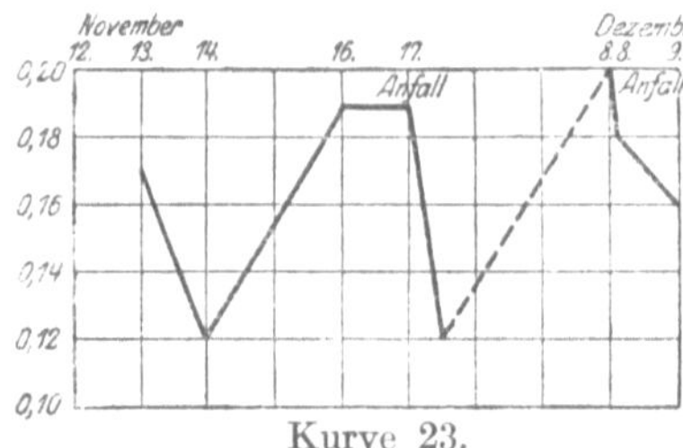

Kurve 23.

Fall 4 konnte nur einmal unmittelbar vor dem Anfalle untersucht werden und da konnte dasselbe Verhalten des Cholesteringehaltes festgestellt werden wie in den früher untersuchten Fällen. Auffallend ist hier nur das allmähliche Absinken des Cholesteringehaltes nach dem Anfalle am 8. XII., während 3 Wochen früher, am 17. XI., sowie in früheren Fällen der Cholesteringehalt rapid absinkt.

Vorläufige Zusammenfassung:

Überblicken wir das untersuchte Material, so läßt sich der Untersuchung des Cholesteringehaltes des Serums bei Epilepsie folgendes entnehmen:

1. *Der Cholesteringehalt des Serums von Epileptikern ist im allgemeinen kein konstanter, sondern schwankt zwischen beträchtlichen Werten und zwar wird die Grenze der normalen Werte häufig bedeutend nach oben überschritten.*

2. *Bei fortlaufender Untersuchung zeigt es sich, daß diese Schwankungen des Cholesteringehaltes einen regelmäßigen Typus aufweisen. Der Cholesteringehalt steigt nämlich vor dem Anfalle konstant an, scheint im Anfalle sein Maximum zu erreichen, um dann wieder abzusinken und zur Norm zurückzukehren.*

3. *Kommt es zu Anfällen hintereinander, so fällt der Cholesteringehalt nach dem ersten Anfalle nur wenig ab und bewegt sich in einem Plateau fort bis zum letzten Anfalle, dann erst fällt er zur Norm ab.*

4. *In einem Falle konnte eine vorübergehende Erhöhung des Cholesteringehaltes beobachtet werden, Fall 1 (3. III.), ohne daß es zu einem Anfall gekommen wäre. Dieses Ansteigen des Cholesterins, das sonst meistens mit dem Anfalle parallel zu gehen pflegt, stellt ein Analogon zu den Veränderungen des Eiweißgehaltes und der Gerinnungsfähigkeit des Blutes dar, bei denen der Anstieg bzw. die Gerinnungsverzögerung des Blutes einen Anfall erwarten ließen, derselbe jedoch ausblieb.*

   Haben wir für ein ähnliches Verhalten des Serumeiweißgehaltes und der Gerinnungsfähigkeit den Ausdruck serologisches Äquivalent gebraucht, so steht nichts im Wege, für dieses Verhalten des Cholesterins, das sonst regelmäßig eine Teilerscheinung im humoralpathologischen Verhalten des Blutes vor und während des Anfalles ist, den Ausdruck „serologisches Äquivalent zu gebrauchen.

6. Ursachen der Cholesterinschwankungen bei Epilepsie.

In Beantwortung der Fragestellung Seite 47 kann nun gesagt werden:

Durch diese Ergebnisse ist bei Epilepsie ein Schwanken des Cholesteringehaltes erwiesen. Dieses Ansteigen des Cholesteringehaltes im Serum im Anfalle und das Absinken nach dem Anfalle kann wohl mit Recht als eine Störung des Cholesteringleichgewichtes bei Epilepsie bezeichnet werden.

Da nun das Zentralnervensystem besonders reich an Lipoiden insbesondere an Cholesterin ist, ergibt sich die Frage:

Ist dieses Schwanken des Cholesteringehaltes im Blutserum auf pathologische Vorgänge in den Nervenzellen zurückzuführen und kann die Anreicherung des Serums mit Cholesterin auf die Verarmung an Cholesterin zurückgeführt werden?

Aus den physikalisch-chemischen Eigenschaften der Lipoide in ihren Zellstrukturen geht hervor, daß nur jene Körper in die Zelle wandern können, die lipoidlöslich sind oder eine lipoidlösliche Verbindung eingehen können. Auf diese Art und Weise werden lipoidlösliche Körper in die Zelle eindringen können und wenn sie giftige Wirkung besitzen (Alkohol, Äther, Chloroform), das Leben und die Funktionen der Zelle beeinträchtigen (Narkose). Auf dieser Erfahrung beruht die Narkosetheorie von Overton und H. H. Meyer, die in folgenden Sätzen kurz zusammengefaßt werden kann:

1. Alle indifferenten Stoffe, welche für Lipoide löslich sind, müssen auf lebendiges Protoplasma, sofern sie sich darin verbreiten können, narkotisch wirken.

2. Die narkotische Wirkung muß an den lipoidreichsten Zellen am ersten und stärksten hervortreten, in erster Linie also an den Nervenzellen.

3. Die Wirkungsstärke eines Narkotikums muß von seiner mechanischen Affinität zum Wasser abhängen, oder von dem Teilungskoeffizienten, der seine Verteilung in einem Gemisch von Wasser und Lipoiden bestimmt. Die narkotische Wirkung ist also von der relativen und absoluten Löslichkeit des Stoffes in Lipoiden abhängig.

Wird die Zelle von einem lipoidlöslichen Körper umgeben, so wird dieser nicht nur in die Zelle einwandern können, sondern wird auch das Lipoidgleichgewicht in der Zellmembran und in der Zelle stören. Es werden zunächst Lipoide aus der Zellmembran in das lipoidlösliche Medium so lange übergehen, bis ein Gleichgewichtszustand zwischen der Konzentration der Lipoide in der Zellmembran und in dem dieselbe umspülenden Medium gegeben ist. Dann werden aber aus dem Protoplasma der Zelle so lange Lipoide in die Membran übergehen, bis ein Gleichgewichtszustand Zellinneres—Zellmembran zustande kommt. Damit ist der Weg angedeutet, auf welchem die Lipoide die Zelle verlassen.

So versteht sich, daß M. Hufmann[172]) in der Narkose den Cholesteringehalt des Blutserums erhöht finden konnte.

Es ist somit anzunehmen, daß in der Narkose Cholesterin durch das Verhalten der lipoidlöslichen Körper (Äther, Chloroform) an den Zellen (Nervenzellen) auswandert.

Betrachten wir nun die Verhältnisse bei Epilepsie, so können wir uns die Erhöhung des Cholesterinspiegels im Blute auch damit erklären, daß dieses Cholesterin aus den Nervenzellen durch Austritt von Zelllipoiden stammt.

Man kann sich vorstellen, daß durch die uns bekannten veränderten Stoffwechselvorgänge vor dem epileptischen Anfalle intermediäre Stoffwechselprodukte toxischer Art den Lipoidbestand der Nervenzellen so schädigen, daß derselbe nicht mehr den natürlichen Wall für die Zelle darstellt, sondern Lipoide der Zelle jetzt auswandern müßten. Durch die dadurch auftretende Störung des Lipoidgleichgewichtes der Nervenzelle wird diese in ihren Funktionen geschädigt und unterliegt vielleicht auch dem Untergange. Damit wäre auch eine Brücke zu den pathologisch anatomischen Veränderungen des Epileptikergehirnes geschlagen, die nach Binswanger wohl von dauernden molekularen Schädigungen der Nervenzellen ihren Ausgang nehmen.

In ähnlicher Weise faßt Hartmann die dauernde Zellschädigung bei chronischem Alkoholismus als eine Folge der schließlichen Lipoidverarmung und damit als einen den irreversiblen Eiweißbestand der Zelle bedrohenden und unter Umständen zerstörenden Vorgang auf, welche einen Abbau der Funktion begründet.

Binswanger[178]) sagt von der epileptischen Hirnveränderung: Sie kann durch anatomische Prozesse greifbarer Art hervorgerufen werden, sie kann ferner durch feinere dauernde, molekuläre, anatomisch bislang noch nicht erkennbare Störungen innerhalb der Nervenzelle bedingt sein und kann endlich in vorübergehenden, ausgleichbaren, durch pathologische Stoffwechselvorgänge innerhalb der Nervensubstanz hervorgerufenen Störungen ihren Grund haben.

So könnten wir also die Erhöhung des Cholesterin(lipoid)gehaltes des Serums bei Epilepsie auf pathologische Lipoidstoffwechselvorgänge innerhalb der Nervensubstanz zurückführen.

7. Einfluß des Cholesterins auf die Fermenttätigkeit.

Den Lipoiden kommt aber außer ihren vitalen Funktionen im Stoffwechsel der Zelle auch noch eine wichtige Bedeutung im Stoffwechsel des Gesamtorganismus zu, insofern, als die Lipoide sich an allen fermentativen Vorgängen des Organismus beteiligen.

Wir kennen Lipoide als Aktivatoren, das sind Körper, welche Zymogene in Enzyme überführen oder die Wirkung eines Enzymes verstärken. Wir kennen Lipoide, die Kinasen oder Ko-Enzyme darstellen, das sind wieder Körper, die mit Enzymen in Verbindung treten, daß nur diese Verbindung aktiv ist, während sowohl das Enzym als die Kinase für sich unwirksam ist. Wir kennen Lipoide, die eine Fermentbildung hervorrufen, Lipoide, welche fermentative Prozesse zu hemmen vermögen und endlich kennen wir Lipoidstoffe, welche als eigentliche Enzyme bezeichnet werden können.

Da nun unser Stoffwechsel im allgemeinen und das Leben jeder Zelle im besonderen letzten Endes auf fermentativen Vorgängen beruhen, ist es zu erwarten, daß wir auch überall im Organismus Lipoide finden werden, welche sich an den fermentativen Vorgängen beteiligen.

Wir haben schon oben feststellen können, daß die Lipoide die Fermenttätigkeit beeinflussen können, indem sie die Fermenttätigkeit fördern oder hemmen. Der Organismus besitzt also die Fähigkeit, mit Hilfe der Lipoide die Fermenttätigkeit zu regulieren.

Wird das fermentative Getriebe des Organismus dadurch gestört, daß neue pathologische Fermente auftauchen, welche den Stoffwechsel so umzusteuern imstande sind, daß giftige Stoffwechselprodukte entstehen, so ist anzunehmen, daß der Organismus in seinem Reparationsbestreben eine giftige Produkte erzeugende Fermenttätigkeit durch Ausschüttung fermenthemmender Lipoide niederzuhalten versuchen wird.

Bei Epilepsie ist der Stoffwechsel im allgemeinen und im besonderen vor dem Anfalle krankhaft verändert und sind giftige Stoffwechselprodukte erwiesen.

Wie schon in dem Kapitel über Blutgerinnung ausgeführt wurde, kann man vor dem Anfalle eine Retention von Stickstoff beobachten, ohne daß jedoch ein Aufbau von Körpereiweiß nachzuweisen ist. Es ist also anzunehmen, daß diese Stickstoffretention auf das „zirkulierende Eiweiß" zurückzuführen ist.

Vor dem Anfalle ist auch eine Zunahme der ätherlöslichen Säuren des Harnes, des Stickstoffgehaltes, des sauren Ätherextraktes und der Harnsäure beobachtet worden.

Alle diese Veränderungen wiesen darauf hin, daß der Stoffwechsel eine tiefgreifende Veränderung erfahren hat, insofern als der Abbau und Aufbau besonders der Eiweißkörper sich pathologisch abwickelt.

Die Endprodukte des pathologisch ablaufenden Stoffwechsels sind nun für den Organismus nicht belanglos, sondern vielfach toxisch. Diese toxisch wirkenden Körper werden vor dem Anfalle retiniert (zirkulierendes Eiweiß?) und nach dem Anfall im Harn ausgeschieden.

Pfeiffer und Albrecht[16c]) haben diese Toxizität nach dem Anfalle durch den Tierversuch nachgewiesen.

Die Produktion giftiger Stoffwechselprodukte vor dem Anfall setzt das Bestehen einer pathologischen Fermentbildung voraus.

Außer dieser geänderten Fermenttätigkeit im Stoffwechsel treten bei Epilepsie Fermente auf, die durch die Dysfunktion verschiedener Drüsen mobilisiert werden. Seit Abderhaldens grundlegenden Arbeiten über den Nachweis solcher Fermente nennen wir sie Abwehrfermente.

Abwehrfermente im Sinne Abderhaldens wurden bisher im Epileptikerblut eingestellt gegen Hirnrinde, Schilddrüse, Hoden und Thymus gefunden.

Was die Abwehrfermente betrifft, welche einen Hirnabbau verursachen, so läßt sich darüber nach Binswanger[179]), dessen Befunde vom Verfasser bestätigt werden konnten, folgendes sagen:

Bei Epilepsie kann im Anfalle und nach einigen Untersuchungen auch knapp nach demselben immer ein Hirnabbau festgestellt werden.

Im intervallären Stadium unterscheidet man zwei Gruppen, solche Epileptiker, die keinen Hirnabbau aufweisen und Epileptiker, bei denen auch im intervallären Stadium ein Hirnabbau nachgewiesen werden kann.

Während nach Binswanger die Prognose der ersten Gruppe von Epileptikern nicht ungünstig ist, insofern als eine fortschreitende Demenz nicht beobachtet werden kann, kann man die Prognose der zweiten Gruppe als ungünstig bezeichnen, da die Erkrankung auch zu einem Abbau der intellektuellen Leistungsfähigkeit führt.

Bei Epilepsie läßt sich aber außer dem Hirnabbau auch ein Abbau von Schilddrüsen-, Hoden- und Thymuseiweiß [Meyer[180]), Hippel[181])] in den meisten Fällen durch den Abderhaldenversuch erweisen, so daß es den Anschein hat, als würde ein System von Drüsen durch die epileptische Konstitution aus dem Gleichgewicht gedrängt werden.

Wie weit diese polyglanduläre Art der Drüsenfunktionsstörung durch die epileptische Erkrankung hervorgerufen worden ist oder in derselben die Bedingungen zum Entstehen der epileptischen Konstitution liegen, ist heute wohl noch nicht spruchreif.

Das Auftreten von Abwehrfermenten kann im Organismus Reaktionserscheinungen zur Folge haben, die sich gegen diese Fermente bzw. gegen ihre Tätigkeit richten werden.

Es käme dann zur Bildung von Antifermenten.

Solche Antifermente sind durch die Untersuchungen Joblings, Petersons und Eggsteins als Lipoidkörper erkannt worden.

8. Lipoide als „Antifermente".

Bekanntlich hat das Serum in frischem Zustand die Fähigkeit, die tryptische Verdauung zu hemmen. Wird Kaseinlösung mit der entsprechenden Trypsinlösung im Brutschranke bebrütet, so wird nach einiger Zeit das Kasein verdaut sein, so daß es durch Reagentien (Essigsäure) nicht mehr ausgefällt werden kann. Diese tryptische Verdauung wird aber durch Zusatz von Serum insofern gestört, als das Kasein unter denselben Bedingungen nicht mehr verdaut wird, sondern trotz Bebrütung im Brutschrank durch Zusatz von Reagentien (Essigsäure) als unverändertes Kasein ausgefällt.

Jobling[182]) beobachtete, daß dieses antitryptische Vermögen (Antiferment) des Serums schwindet, wenn das Serum vor dem Versuche mit Chloroform ausgeschüttelt wird. Es geht also das Antiferment in das Chloroform über.

War durch die Chloroformlöslichkeit der Lipoidcharakter des Antifermentes wahrscheinlich, so ließ man diese Idee zunächst noch fallen, da es nicht gelang, das Antitrypsin aus dem Chloroform zu gewinnen und schloß sich der Ansicht Rosenthals an, der das Antitrypsin als echtes Ferment bezeichnete.

Erst als es Jobling und Petersen[183]) gelang, durch Verseifung des Chloroformextraktes die antitryptische Wirkung des Chloroformextraktes wieder herzustellen, wurden die Hemmungskörper der Trypsinverdauung als ungesättigte Fettsäuren und deren Lipoidverbindung (Lipoidfettsäureester) erkannt.

Wird ein Serum mit Äther oder Chloroform extrahiert, so verliert es nicht nur sein antitryptisches Verhalten, sondern erlangt außerdem noch eine höchst toxische Eigenschaft und zeigt bei parenteraler Einverleibung an dem Tier das Bild eines typischen anaphylaktischen Schocks.

9. Beziehungen der Lipoide zum anaphylaktischen Schock.

Jobling und Petersen[185]), die dieses Verhalten von extrahierten Seren beobachteten, erklären dies damit, daß durch die Entfernung der ungesättigten Fettsäuren und deren Lipoidverbindungen der fermentative Abbau des parenteral eingebrachten Serums begünstigt wird und durch die rasche Zerlegung der Eiweißkörper die giftigen Spaltprodukte die Erscheinungen des anaphylaktischen Schocks hervorrufen. Dabei kommt es nicht nur zum Abbau der Eiweißkörper des eingeführten Serums, sondern es wird auch Serumeiweiß des Tieres zerlegt. Insbesondere scheint hier das Serumglobulin der labilste Eiweißkörper zu sein, der nach Einverleibung einer antifermentfreien Eiweißlösung (Serum) durch Bindung der eigenen Antifermente vor dem proteolytischen Abbau nicht mehr geschützt werden kann.

Jobling, Petersen und Eggstein[182]) fanden damit auch übereinstimmend beim akuten anaphylaktischen Schock eine Verminderung des Antifermentes und der Albumosen, wohl aber eine Erhöhung der Serumprotease und Lipase und was endlich am wichtigsten ist, eine Zunahme von nicht ausfällbarem Stickstoff (Reststickstoff) und Aminosäuren im Serum des erkrankten Tieres.

Damit haben die genannten Autoren, die schon von H. Pfeiffer[16]) vertretenen Anschauungen über den anaphylaktischen Schock als Eiweißzerfallstoxikose bestätigen können. Biedl und Krauss, nach ihnen Pfeiffer und Mita[16b]) konnten zeigen, daß der anaphylaktische Schock und die Erscheinungen der Peptonvergiftung nicht nur große Ähnlichkeit aufweisen, sondern im serologischen und pathologisch-anatomischen Bild nahe verwandt sind.

Abderhalden und Pinkussohn l. c., gleichzeitig und unabhängig davon Pfeiffer und Mita haben den Nachweis erbracht, daß bei der Anaphylaxie das Antigen der Vorbehandlung (der artfremde Eiweißkörper) in vitro von dem Serum der sensibilisierten Tiere abgebaut wird, daß dieser Abbau ein spezifischer ist [H. Pfeiffer und S. Mita[16b])] und daß im Zustande völliger Antianaphylaxie das proteolytische Vermögen fehlt.

Haben wir somit gesehen, daß im anaphylaktischen Schock eine Proteose und Lipaseerhöhung bei gleichzeitiger Antifermentverminderung beobachtet werden kann, so muß ich kurz auf die neuere Anschauung über den Mechanismus des anaphylaktischen Schocks eingehen.

Wir haben ja schon früher gesehen, daß Eiweißlösung, deren antitryptisches Verhalten durch Äther oder Chloroformextraktion beseitigt worden ist, ohne vorhergehende Sensibilisierung die Erscheinungen des anaphylaktischen Schocks hervorrufen kann, da durch das Fehlen des Antifermentes der proteolytische Abbau der eingebrachten Eiweißlösung und des eigenen Serumeiweißes durch die vorhandenen Fermente nicht mehr verhindert werden kann und in dem beschleunigten Abbau toxische Spaltprodukte liefert. Beim anaphylaktischen Schock spielt sich die Reaktion nach Jobling, Petersen und Eggstein[182]) folgendermaßen ab:

„Die Körperzellen erhalten als Folge der Sensitivation die Eigenschaft, auf eine spezifische Injektion sofort mit der Ausscheidung einer (nach den genannten Autoren allerdings nicht spezifischen) Protease und Lipase zu reagierén. Zu gleicher Zeit finden im Serum als Folge der gewöhnlichen Immunitätsreaktionen kolloide Veränderungen statt, wodurch die Dispersität der Serumlipoide eine gröbere wird und zur Verminderung ihrer Antifermente führt. Diese zwei Faktoren begünstigen proteolytische Vorgänge an jenen Eiweißkörpern, welche sich am leichtesten spalten lassen, das sind die des Serums (besonders die Globuline) und die schon vorhandenen höheren Spaltprodukte, die Albumosen.

So erfolgt sofort eine Zerlegung dieser Eiweißkörper über die Peptone bis zu den Aminosäuren.

Die anaphylaktische Reaktion wird daher nicht nur von zellulären Erscheinungen, sondern auch von weitgehenden Serumveränderungen begleitet."

Aus dem oben Erwähnten entnehmen wir die Bedeutung der Antifermente und damit jener Lipoidkörper, die als Antifermente ihre Wirkung entfalten.

Haben wir bei der Epilepsie eine Störung im Stoffwechsel und zwar im Eiweißauf- und -abbau konstatieren können und gesehen, daß Fermente gegen verschiedene Organe im Epileptikerblut mobilisiert werden, so gewinnt das Studium des Antifermentes bei Epilepsie größtes Interesse.

10. Lipoide und Antitrypsin.

Ich habe im Verein mit H. Pfeiffer[250]) bereits vor 6 Jahren das Verhalten des Antifermentes bei Epilepsie studiert, wenn auch von anderen Voraussetzungen ausgehend. Als Ergebnis der damaligen Untersuchungen konnten wir beide feststellen:

1. Im epileptischen Dämmerzustand ist die antiproteolytische Serumwirkung (Antiferment) wesentlich erhöht; sie erleidet mit der Rückkehr zur

Norm einen Abfall, bei Verschlimmerung des Krankheitsbildes eine
Steigerung.

2. Das hemmende Vermögen der Epileptikerseren ist sehr beträchtlichen,
dem Normalserum fremden Schwankungen über die normalen Grenzen
hinaus unterworfen, ohne daß ein Anstieg regelmäßig von Anfällen gefolgt zu sein braucht.

3. Kurz vor und kurz nach dem Anfalle werden — soweit unsere Erfahrungen
reichen — immer wesentlich erhöhte Werte angetroffen, die im anfallsfreien Intervall absinken.

Durch diese Untersuchungen war das Verhalten des antitryptischen Serumtiters bei Epilepsie in groben Umrissen studiert; die Ergebnisse der Untersuchung wurden damals jedoch in einem anderen Sinne gedeutet (wir sahen als
Ursache der antitryptischen Hemmung das Kreisen von Eiweißspaltprodukten
an). Es zeigt sich nach dem jetzigen Stande unseres Wissens, daß wir mit dem
Schwanken des antitryptischen Serumtiters ein Schwanken jener Lipoidkörper
nachgewiesen haben, welche das „Antiferment" im Serum darstellen.

Haben wir nun bei Epilepsie das Verhalten eines Lipoides, des Cholesterins,
genauer studiert, so gewinnt das Studium des Lipoidgehaltes im Serum des
Epileptikers ein noch größeres Interesse, wenn es uns gelingt, die Schwankungen
des Antitrypsingehaltes im Serum mit den Schwankungen des Cholesterins im
Serum — des derzeit einzig quantitativ bestimmbaren Lipoidkörpers — zu
vergleichen.

Obwohl der antitryptische Serumtiter bei Epilepsie von Rosenthal[186]) und
von Pfeiffer und de Crinis[161]) bereits studiert war, unternahm ich es trotz-
dem, das Blutserum von Epileptikern nochmals daraufhin zu untersuchen, um
mich durch häufige Untersuchungen an einem Patienten über den Verlauf der
Antitrypsinkurve zu informieren und dieselbe mit dem Verlaufe der Cholesterinkurve zu vergleichen. Aus äußeren Gründen ist mir nur einmal die Möglichkeit
gegeben gewesen, an einem Patienten den Verlauf beider Kurven gleichzeitig
zu untersuchen. Bei den übrigen Fällen habe ich entweder nur die Cholesterinkurve oder die Antitrypsinkurve allein untersuchen können. Es wird sich in
diesen Fällen daher nur die Durchschnittskurve beider Werte vergleichen
lassen.

In der Methode der Bestimmung des antitryptischen Serumtiters habe ich
mich der Fould-Grossschen und Rosenthalschen[187]) Methode eng an-
geschlossen, die sich wie in meiner früheren Arbeit mit Pfeiffer auch hier
auf das Beste bewährt hat. Im Prinzip beruht sie darauf, daß durch den steigen-
den Zusatz von Trypsinlösung zu der immer gleich bleibenden Kaseinlösung
jene Menge einer Trypsinlösung bestimmt wird, welche die Kaseinlösung gerade
schon verdauen kann.

Bei Anwesenheit von Normalseren, besonders aber pathologischen Seren,
wird diese Verdauung gehemmt. Um eine Verdauung zu erreichen, muß eine
größere Menge Trypsin zugesetzt werden. In der Größe dieses Zusatzes von
Trypsin haben wir einen Maßstab für die Beurteilung des Hemmungsvermögens.
Im nachfolgenden sei kurz die Methode geschildert:

Für die Methode ist zunächst notwendig, eine Kasein- und eine Trypsinlösung von
bestimmtem Gehalt herzustellen.

1. **Bereitung der Kaseinlösung:** 1 g Kasein nach Hammarsten der Firma Merk
— andere Präparate haben sich mir nicht so gut bewährt, da sie sich weniger klar lösen! —
wird genau abgewogen und in eine Mischung von 85 ccm 0,86 proz. Kochsalzlösung + 15 ccm
$^1/_{10}$ n-Natronlauge eingetragen und unter beständigem, leichten Umschwenken und vor-
sichtigem Erwärmen auf dem Wasserbade bis auf ca. 30—40° C gelöst. Ist das Kasein fein-
gepulvert, so erfolgt die Lösung in 5 Minuten. Nunmehr wird sofort vorsichtig $^1/_{10}$ n-Salz-
säure bis zum Eintritt des Neutralpunktes gegen Lackmus zugesetzt und die Flüssigkeit
auf genau 500 ccm mit 0,86 proz., sicher nicht sauer reagierender Kochsalzlösung aufgefüllt,
der Kolben bis zum Gebrauch kaltgestellt.

2. **Bereitung der Trypsinlösung:** Um Gewichtsschwankungen und dadurch Schwankungen im „System" zu vermeiden, wird das Trypsinum siccum Merck immer über Chlor-
kalzium aufbewahrt und dem Exsikkator nur zum Abwägen entnommen. 0,1 g davon werden
genau abgewogen und unter Zusatz von 0,1 ccm normaler Sodalösung in ca. 20 ccm 0,86 proz.
Kochsalzlösung gelöst, was in kurzer Zeit geschehen ist. Mit derselben Flüssigkeit wird
sodann die Lösung bis auf das genaue Volumen von 100 ccm aufgefüllt. Es muß empirisch die
verdauende Kraft des Trypsins ausgewertet, ein bestimmter Teil der Lösung (etwa 5—10 ccm)
entnommen und durch Kochsalzlösung ersetzt werden, bis ein brauchbares „System" von
0,3 ccm erreicht ist. Die gebrauchsfertige Lösung kommt gleichfalls in den Eisschrank.

Vor dem Gebrauche sollen die Lösungen einige Stunden ablagern, da sich innerhalb
dieser Zeit noch geringe Verschiebungen in ihrer Wirksamkeit einstellen. Die Lösungen sind
nicht haltbar und können, in der Kälte aufbewahrt, höchstens 48 Stunden nach ihrer Darstellung verwendet werden. Ich habe sie zu jeder Versuchsserie frisch bereitet. Durch
die genaue Einhaltung der eben beschriebenen Kautelen konnten wir, wie aus den Tabellen
sich ergibt, fast immer mit einem System von 0,3 arbeiten, was insbesondere bei wiederholten
Untersuchungen ein und desselben Patienten Vorteile bietet.

3. Die Serumgewinnung hat unbedingt am Morgen vor Verabreichung des Frühstücks
zu erfolgen, da tagsüber durch die praktisch unkontrollierbare Nahrungszufuhr während der
Verdauung Schwankungen im Titer sich einstellen, die nicht beweiskräftig sind. Da eine ganze
Reihe von krankhaften Zuständen, so insbesondere Fieber, maligne Tumoren, Schwangerschaft
mit Titererhöhung einhergehen, ist es zur Bewertung der Resultate notwendig, über das körperliche Verhalten der Patienten genau bei jeder Blutentnahme orientiert zu sein. Die Patienten wurden immer am Vortage zur Blutentnahme bestimmt. Um 7 Uhr morgens vor dem Früh-
stück wurde aus einer Kubitalvene durch Punktion mit einer weiten Nadel einer Pravazspritze
das Blut entnommen. Dazu ist es notwendig: 1. die verdauende Kraft der zu jedem einzelnen
Versuche verwendeten Lösung; 2. die hemmende Wirkung von menschlichem Normalserum
zu bestimmen (gleichfalls in nüchternem Zustande gewonnen!), und 3. damit die hemmende
Wirkung der Patientenseren zu vergleichen. Das geschieht in der nachfolgenden Weise:

Bänkchen I enthält in 12 Röhrchen das System.

Kaseinlösung	2,0 +	0,86 proz.	NaCl	1,1 +	0,86 proz.	NaCl	0,5 +	Trypsinlösung	0,1
„	2,0 +	„	„	1,0 +	„	„	0,5 +	„	0,2
„	2,0 +	„	„	0,9 +	„	„	0,5 +	„	0,3
„	2,0 +	„	„	0,8 +	„	„	0,5 +	„	0,4
„	2,0 +	„	„	0,7 +	„	„	0,5 +	„	0,5
„	2,0 +	„	„	0,6 +	„	„	0,5 +	„	0,6
„	2,0 +	„	„	0,5 +	„	„	0,5 +	„	0,7
„	2,0 +	„	„	0,4 +	„	„	0,5 +	„	0,8
„	2,0 +	„	„	0,3 +	„	„	0,5 +	„	0,9
„	2,0 +	„	„	0,2 +	„	„	0,5 +	„	1,0
„	2,0 +	„	„	0,1 +	„	„	0,5 +	„	1,1
„	2,0 +	„	„	0,0 +	„	„	0,5 +	„	1,2

Bänkchen II prüft das normale Serum: die Mengen der Kaseinlösung, der Kochsalzlösung, der zweiten Kolonne und der Trypsinlösung der vierten Kolonne sind unverändert.
Die dritte Kolonne enthält in jedem Röhrchen 0,5 ccm des genau auf das Zwanzigfache verdünnten Normalserums (1,0 Serum + 19,0 Kochsalzlösung).

Bänkchen III prüft das Patientenserum. Die Mengenverhältnisse sind genau wie bei
Bänkchen II. Es wird in der dritten Kolonne in jedes Röhrchen 0,5 ccm des genau auf das
Zwanzigfache verdünnten Patientenserums an Stelle des Normalserums eingefüllt.

Was die Reihenfolge des Zusatzes anlangt, so kommt in die Röhrchen zuerst die Kochsalzlösung, dann die Kaseinlösung, dann die Serumverdünnung (oder die 0,5-ccm-Kochsalzlösung in Bänkchen I), zum Schlusse die Trypsinlösung. Sofort nach diesem Zusatz kommt das Bänkchen unter Markierung der Zeit des Zusatzes in den Thermostaten auf 37° Genauestens nach 30 Minuten werden die Röhrchen in der Reihenfolge, wie das Trypsin zugesetzt wurde, durch einige (2—5) Tropfen essigsauren Alkohols (5 ccm konz. Essigsäure + 50 ccm Wasser + 45 ccm Alkohol) aus einem Tropffläschchen oder einer Kapillarpipette angesäuert, die Säure durch Umkehren der Röhrchen gleichmäßig mit ihrem Inhalt gemischt. $^1/_2$ Minute nach dem Zusatz der Essigsäure werden die Röhrchen gegen einen dunklen Hintergrund daraufhin untersucht, welche von ihnen getrübt und welche vollständig klar sind, wobei auch Spuren von Trübungen noch als positive Reaktion genommen werden müssen. Die genaue Einhaltung auch dieser Zeit ist unbedingt notwendig, da später uncharakteristische Nachtrübungen auftreten, welche die ursprünglich scharfen Grenzen der Reaktion verwischen und so eine Beurteilung erschweren, ja unmöglich machen können. Das letzte Röhrchen, welches innerhalb der angegebenen Zeit vollkommen klar bleibt, wird bei jedem einzelnen Bänkchen markiert. Ist nun die Grenze der kompletten Verdauung (= dem ersten innerhalb 30 Sekunden völlig klarbleibenden Röhrchen) für Bänkchen I = 0,3 ccm der Trypsinlösung, für das normale Serum in Bänkchen II = 0,7, in Bänkchen III für das Patientenserum = 1,2 ccm der Trypsinlösung, so entspricht die hemmende Kraft des Normalserums = (0,7—0,3) = 0,4 ccm der Trypsinlösung, jener des Patientenserums (1,2— 0,3) = 0,9 ccm. Diese Ziffern mit 100 multipliziert, geben den sog. „antitryptischen Titer", der für das Normalserum = 40, für das Patientenserum = 90 Einheiten in unserem Falle betragen würde.

Tabelle I. (Ro.) (Fall 1.)

Datum	System	Hemmung	Antitryptische Einheiten	Decursus morbi
17. VI.	0,3	1,0	70	
22. VI.	0,3	1,0	70	
24. VI.	0,3	1,3	100	
25. VI.	—	—	—	Anfall
26. VI.	0,3	1,0	70	
28. VI.	0,3	0,9	70	
14. VII.	0,3	1,0	70	
18. VII.	0,3	1,2	90	
19. VII.	—	—	—	Anfall
21. VII.	0,3	0,9	60	
29. VII.	0,3	1,2	90	
10. VIII.	0,3	1,2	90	
11. VIII.	—	—	—	Anfall
13. VIII.	0,3	1,0	70	
15. VIII.	0,3	0,9	60	

Kurve 24.

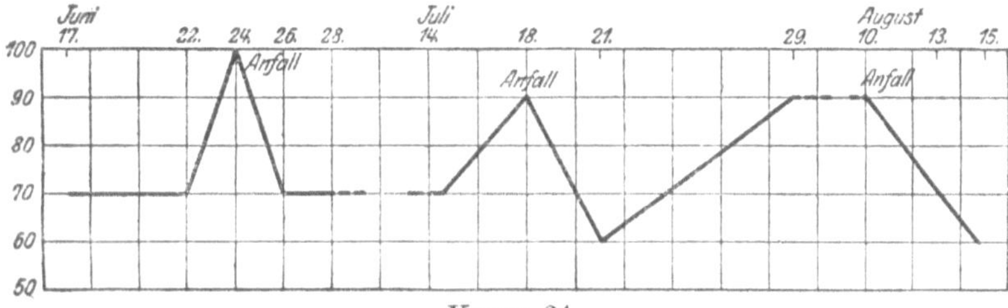

Kurve 24.

Während nun unter Beachtung aller Kautelen der normale Wert zwischen 40—60 Einheiten schwankt und in überwiegenden Fällen 50 Einheiten beträgt, müssen wir Werte, welche 60 überschreiten, als pathologisch erhöht ansehen.

Werte mit 60 Einheiten kann man als bereits schwach positiv bezeichnen.

In der vorstehenden Tabelle habe ich den antitryptischen Serumtiter des vorgenannten Falles zusammengestellt.

Tabelle II. (W.) (Fall 3.)

Datum	System	Hemmung	Antitryptische Einheiten	Decursus morbi
6. VIII.	0,3	1,1	80	
11. VIII.	0,3	0,8	50	
14. VIII.	0,3	0,9	60	
17. VIII.	0,3	1,1	80	
18. VIII.	—	—	—	Anfall
18. VIII.	0,3	1,0	70	2ʰ nach dem Anfalle
22. VIII.	0,3	0,9	60	
26. VIII.	0,3	0,9	60	
3. IX.	0,3	1,0	70	
5. IX.	—	—	—	Anfälle
6. IX.	0,3	0,9	60	
8. IX.	0,3	0,8	50	

Kurve 25.

Wie aus diesen beiden Tabellen und den dazugehörigen Kurven ersichtlich ist, schwankt der antitryptische Serumtiter in diesem Falle von Epilepsie und zwar steigt er vor dem Anfalle an, erreicht knapp vor dem Anfalle oder in demselben seinen Höhepunkt, um dann wieder abzusinken.

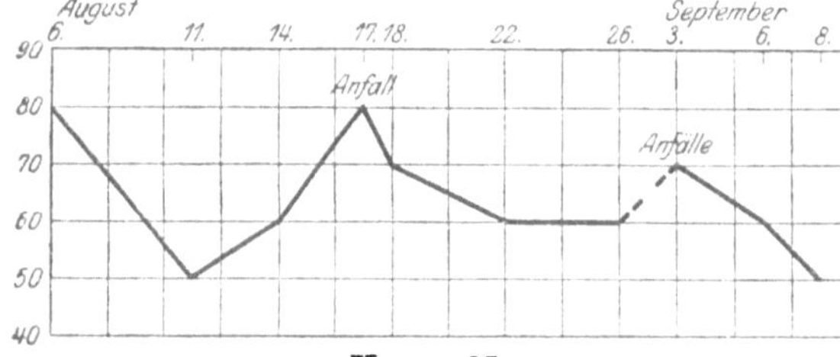

Kurve 25.

Nicht jeder Anstieg des antitryptischen Serumtiters ist von einem Anfalle gefolgt. Wir sehen in einzelnen Fällen einen hohen Antitrypsinwert. ohne daß bei dem Kranken ein Anfall beobachtet werden konnte.

In der folgenden Tabelle sind gleichzeitig auch die Cholesterinwerte bei einer Untersuchungsreihe an einem Epileptiker zwecks Vergleiches und Übersicht eingetragen.

Gleichzeitige Antitrypsin- und Cholesterinkurve.
Tabelle III. (St.) (Fall 2.)

Datum	System	Hemmung	Antitryptische Einheiten	Cholesterin in %	Decursus morbi
12. XI.	0,3	1,3	100	—	
13. XI.	—	—	—	—	Anfall
13. XI.	0,3	1,1	80	0,17	2 Stunden nach dem Anfall
14. XI.	0,3	0,9	60	0,12	
16. XI.	0,3	1,2	90	0,19	
17. XI.	—	—	—	—	Anfall
17. XI.	0,3	0,9	60	0,10	5 Stunden nach dem Anfall
8. XII.	0,3	1,1	80	0,20	8ʰ a. m. Blutentnahme 11h a. m. Anfall
8. XII.	0,3	1,1	80	0,18	1 Stunde nach dem Anfalle
9. XII.	0,3	1,0	70	0,16	
11. I.	0,3	0,9	60	0,15	

Kurve 26.

Aus der Tabelle III und der dazu gehörigen Kurve sehen wir die Befunde über das Verhalten des antitryptischen Serumtiters bei Epilepsie in Tabelle I und II bestätigt.

Die gleichzeitige Untersuchung auf Cholesterin zeigt, daß das Schwanken des Cholesterins mit dem vom Serumantitrypsin parallel geht.

Mit dem Anstieg des Cholesterinwertes geht auch ein Anstieg des Antitripsinwertes einher.

11. Cholesterin ein Ferment hemmendes Lipoid.

Wie schon oben erwähnt wurde, hat Jobling nachgewiesen, daß das antitryptische Verhalten des Serums verschwindet, wenn das Serum durch Ausschüttelung von Äther oder Chloroform seiner Lipoide beraubt wird.

Da wir nun den Parallelismus von Schwankungen des Cholesteringehaltes des Serums mit Schwankungen des Antitrypsingehaltes bei Epilepise beobachteten, erübrigte es sich noch für uns, den Versuch Joblings über die Entfernung des Antitrypsins mit der Lipoidentfernung nachzuprüfen.

Ich stellte daher den Versuch mit Epileptikerseren an, indem ich den antitryptischen Serumtiter vor dem Anfall untersuchte, dann das Serum mit Äther ausschüttelte und hierauf

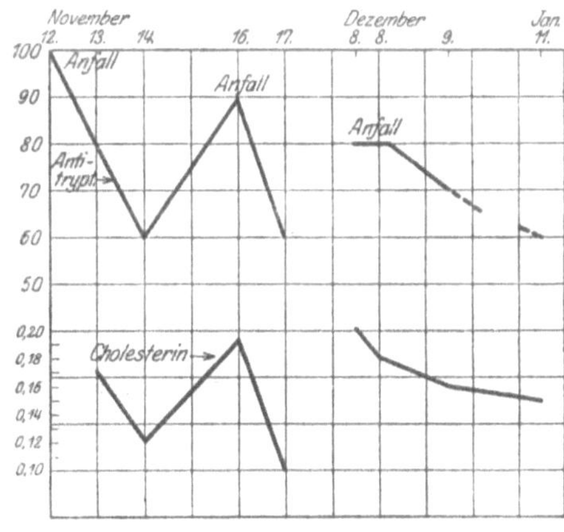

Kurve 26.

nochmals das antitryptische Verhalten des ausgeschüttelten Serums prüfte.

Nachfolgende Zusammenstellung zeigt uns das Ergebnis der Versuche.

Versuch I. (Pö.) (Fall 6.)

Datum	System	Hemmung	Antitrypt. Einheiten	Anmerkung
25. VI.	0,3	1,1	80	26. VI. Anfall

Dasselbe Serum nach Ätherextraktion

25. VI.	0,3	0,3	0	

Versuch II. (Fu.) (Fall 7.)

Datum	System	Hemmung	Antitrypt. Einheiten	Anmerkung
25. VI.	0,3	1,0	70	3 Tage später Anfall

Dasselbe Serum nach Ätherextraktion

25. VI.	0,3	0,3	0	

Diese beiden Befunde bestätigen die Ergebnisse der Untersuchungen Joblings und beweisen, daß mit **der Entfernung der Lipoide durch Äther das antitriptische Verhalten des Epilepsie-Serums vollkommen verschwindet.**

Während die frischen Seren 70 und 80 antitryptische Einheiten aufwiesen, zeigten dieselben Seren nach Ätherextraktion überhaupt keine Hemmung mehr.

Damit ist wohl schon die Abhängigkeit des antitryptischen Verhaltens vom Lipoidgehalt bewiesen.

64 Eigene Untersuchungen.

Da wir im Serum verschiedene Lipoide annehmen können und wir ferner wissen, daß Lipoide sich antagonistisch verhalten, indem z. B. die Fermenttätigkeit von einem Lipoid gefördert (aktiviert), von einem anderen gehemmt werden kann, frägt es sich, welches Lipoid im Serum die antitryptische Hemmung verursacht.

Es gehört schon zu den allgemein anerkannten Tatsachen, daß von den studierten Lipoiden Cholesterin und Lezithin in einen antagonistischen Gegensatz zueinander stehen, indem Cholesterin den Ferment hemmenden, Lezithin, den Ferment fördernden Lipoidkörper darstellt.

Auf die Trypsinverdauung, die ja auch eine Fermenttätigkeit voraussetzt, übertragen, wäre das Cholesterin ein antitryptischer Körper, während vom Lezithin eine Förderung zu erwarten wäre.

Die Versuche, die ich zur Klärung dieser Frage anstellte, habe ich folgendermaßen angeordnet:

Ich habe wie bei der Anordnung des Versuches zum Studium des antitryptischen Serumtiters zu der gleichen Menge Kasein steigende Mengen 1 proz. Trypsinlösung zugesetzt und zu jedem Röhrchen einen Tropfen Cholesterinlösung (in Methylalkohol) zugeführt (0,1 g Cholesterin auf 2 ccm Methylalkohol).

Versuch I.

Kaseinlösung	2,0 + 1	Tropfen	Cholesterin	in	CH$_3$OH	+ 1,1	0 86 proz.	NaCl	+ 0,1	Trypsin	
„	2,0 + I	„	„	„	„	+ 1,0	„	„	+ 0,2	„	
„	2,0 + 1	„	„	„	„	+ 1,9	„	„	+ 0,3	„	
„	2,0 + 1	„	„	„	„	+ 0,8	„	„	+ 0,4	„	
„	2,0 + 1	„	„	„	„	+ 0,7	„	„	+ 0,5	„	Hemmung
„	2,0 + 1	„	„	„	„	+ 0,6	„	„	+ 0,6	„	
„	2,0 + 1	„	„	„	„	+ 0,5	„	„	+ 0,7	„	
„	2,0 + 1	„	„	„	„	+ 0,4	„	„	+ 0,8	„	
„	2,o + 1	„	„	„	„	+ 0,3	„	„	+ 0,9	„	
„	2,0 + 1	„	„	„	„	+ 0,2	„	„	+ 1,0	„	
„	2,0 + 1	„	„	„	„	+ 0,1	„	„	+ 1,1	„	Verdauung
„	2,0 + 1	„	„	„	„	+ 0,0	„	„	+ 1,2	„	

Diese 12 Röhrchen auf $^1/_2$ Stunde in den Brutschrank gebracht, zeigten erst eine Verdauung von 10 Röhrchen, bei einem Zusatz von 1,0 Trypsin.

Da das System (Kontrolle) bei 0,3 ccm Trypsin bereits verdaut war, **waren also durch den Zusatz von dem Tropfen der Cholesterinlösung 70 antitryptische Einheiten in dem Gemisch.**

Der Kontrollversuch wurde mit Methylalkohol allein angestellt:

Kaseinlösung	+ 1	Tropfen	CH$_4$OH	+ 1,1	0 86 proz.	NaCl	+ 0,1	Trypsin	
„	+ 1	„	„	1,0	„	„	+ 0,2	„	Hemmung
„	+ 1	„	„	+ 0,9	„	„	+ 0,3	„	
„	+ 1	„	„	+ 0,8	„	„	+ 0,4	„	
„	+ 1	„	„	+ 0,7	„	„	+ 0,5	„	
„	+ 1	„	„	+ 0,6	„	,	+ 0,6	„	
„	+ 1	„	„	+ 0,5	„	„	+ 0,7	„	Verdauung
„	+ 1	„	„	+ 0,4	„	„	+ 0,8	„	
„	+ 1	„	„	+ 0,3	„	„	+ 0,9	„	
„	+ 1	„	„	+ 0,2	„	„	+ 1,0	„	
„	+ 1	„	„	+ 0,1	„	„	+ 1,1	„	
„	+ 1	„	„	+ 0,0	„		+ 1,2	„	

ergab, daß die Verdauung schon im 3. Röhrchen bei einem Zusatz von 0,3 Trypsin eingetreten war, also genau so wie bei dem System.

Durch den Methylalkohol war also keine Hemmung der Trypsinverdauung eingetreten, wohl aber durch die Lösung von Cholesterin in Methylalkohol. Somit stellt in diesen Versuchen das Cholesterin den Hemmungskörper dar.

Nun galt es noch, die Wirkung des Antagonisten von Cholesterin, das Lezithin auf seine Wirkung auf die Trypsinverdauung zu prüfen.

Der Versuch wurde wie bei der Cholesterinprobe angestellt, nur daß statt des Cholesterins, Lezithin (Merck) und zwar 0,5 auf 10 ccm NaCl 0,86%, davon in jedem Röhrchen 0,2 ccm genommen wurde.

Versuch II.

Kasein 2,0 + 0,2 ccm	Lezithin + 1,1	0 86 proz. NaCl	+ 0,1 Trypsinlösung	} Hemmung
„ 2,0 + 0,2 „	„ + 1,0	„	„ + 0,2 „	
„ 2,0 + 0,2 „	„ + 0,9	„	„ + 0,3 „	
„ 2,0 + 0,2 „	„ + 0,8	„	„ + 0,4 „	
„ 2,0 + 0,2 „	„ + 0,7	„	„ + 0,5 „	
„ 2,0 + 0,2 „	„ + 0,6	„	„ + 0,6 „	
„ 2,0 + 0,2 „	„ + 0,5	„	„ + 0,7 „	} Verdauung
„ 2,0 + 0 2 „	„ + 0,4	„	„ + 0,8 „	
„ 2,0 + 0,2 „	„ + 0,3	„	„ + 0,9 „	
„ 2,0 + 0,2 „	„ + 0,2	„	„ + 1,0 „	
„ 2,0 + 0,2 „	„ + 0,1	„	„ + 1,1 „	
„ 2,0 + 0,2 „	„ + 0,0	„	„ + 1,2 „	

Diese 12 Röhrchen zeigten nach halbstündigem Verweilen im Brutschrank eine Verdauung vom 3. Röhrchen an, also beim Zusatz von 0,3 Trypsin, genau wie bei dem System.

Durch den Lezithingehalt war also keine Förderung der Trypsinverdauung eingetreten.

Aus diesen Versuchen ersehen wir, daß Cholesterin die tryptische Verdauung zu hemmen imstande ist, während das Lezithin keinen wesentlichen Einfluß auf die tryptische Verdauung nimmt.

12. Zusammenfassung der Ergebnisse des Studiums des Cholesterinstoffwechsel bei Epilepsie.

Wenn wir somit die Untersuchungen über den Cholesteringehalt des Serums von Epileptikern zum Abschluß bringen, so können wir folgende wichtige Tatsachen aus dem Untersuchungsmaterial herausgreifen:

1. **Bei Epilepsie tritt ein Schwanken des Cholesteringehaltes insofern zutage, als die Kurve des Cholesteringehaltes eine bedeutende Abweichung von der Norm zeigt und die Grenzen der normalen Werte häufig um ein Beträchtliches überschritten werden.**

2. **Bei Vergleich der Cholesterinkurve mit den pathologisch-klinischen Vorgängen beim epileptischen Anfall läßt sich beobachten, daß der Cholesteringehalt regelmäßig vor dem Anfalle allmählich ansteigt, mit demselben sein Maximum erreicht und nach dem Anfall absinkt, um zu normalen Werten zurückzukehren.**

3. **Mit diesem Verlauf der Cholesterinkurve parallel geht die Kurve des antitryptischen Serumtiters, insofern als vor dem Anfalle die Hemmungsfähig-**

keit des Serums für die tryptische Verdauung allmählich zunimmt, im Anfalle den Höhepunkt erreicht, um nachher wieder abzusinken.

4. Dieses antitryptische Verhalten des Serums bei Epilepsie vor und nach dem
   Anfalle ist begründet durch das Auftreten von Antifermenten (Hemmungs-
   körpern).

5. Antifermente des Serums können durch Ausschütteln mit lipoidlöslichen
   Agenzien wie Äther, Chloroform entfernt werden, was zuerst von Jobling
   festgestellt wurde und ich konnte dasselbe Verhalten auch für die Antifermente im Epileptikerblute nachweisen.

6. War schon aus dem Löslichkeitsverhalten von Antifermenten eine Ver-
   wandtschaft mit den Lipoidkörpern sichergestellt, so gelang es Jobling,
   Petersen und Eggstein die alleinige Abhängigkeit des antitryptischen Verhaltens des Serums vom Gehalt desselben an Verbindungen von ungesättigten Fettsäuren mit Lipoidkörpern zu beweisen.

7. Die von mir im epileptischen Anfalle nachgewiesenen Antifermente können
   sowohl in Beziehung zum antitryptischen Verhalten des Serums als auch
   in Hinsicht ihrer Löslichkeitsverhältnisse als Lipoidkörper bezeichnet werden.

8. Unter den zahlreichen im Blut anwesenden Lipoidkörpern ist das Cholesterin ein fermenthemmendes Lipoid, wie dies aus den vorliegenden Untersuchungen hervorgeht.

9. Da nun Cholesterin die Trypsinverdauung hemmt und die Cholesterinkurve
   bei Epilepsie parallel mit der Antitrypsinkurve verläuft, können wir aus
   diesem Zusammenhange den Beweis erbringen, daß das antitryptische
   Verhalten des Serums bei Epilepsie mindestens zu einem Teile auf den
   Cholesteringehalt des Serums vor und im epileptischen Anfalle zurückzuführen ist.

IV. Zusammenfassung der gesamten humoralen Veränderungen bei Epilepsie.

Überblicken wir nun die Ergebnisse der Untersuchungen über die Stoffwechselvorgänge bei Epilepsie, so können wir beobachten, daß die pathologischen
Stoffwechselvorgänge sich in den Körpersäften wiederspiegeln. Es sei daher
an dieser Stelle unternommen, die humoralen Veränderungen bei Epilepsie an
den einzelnen Körpersäften übersichtlich zusammenzustellen, wobei das früher
Ausgeführte mit dem in der vorliegenden Arbeit Gefundenen (fett gedruckt)
vereint werden soll.

A. Die pathologischen Veränderungen des Harnes bei Epilepsie.

1. Schwankungen in der Größe der Harnmenge und zwar ist die ausgeschie-
   dene Harnmenge vor dem Anfalle oft sehr klein, erfährt aber nach dem
   Anfalle eine bald stärker, bald schwächer ausgesprochene Zunahme (Féré[44],
   Rohde[40], Rabow[69] u. a.)

2. Das spezifische Gewicht des Harnes zeigt keine regelmäßige Veränderung,
   die etwas Charakteristisches für die Epilepsie und den Anfall enthielte.
   (Zitiert nach Allers[38]).

3. Die Azidität des Harnes ist nach dem Anfalle vermehrt [Benedicenti[189])], im anfallsfreien Stadium sind die Schwankungen der Aziditätswerte gering. Die Ursache dieser Aziditätsänderungen liegt in der vermehrten Ausscheidung von Phosphorsäure und Milchsäure.

4. Die Werte der anorganischen Bestandteile des Harnes erfahren durch den Anfall bei Epilepsie beträchtliche Schwankungen, soweit sich dies aus den Untersuchungen des Mineralstoffwechsels, die technisch allerdings zu den schwierigsten gehören und nur unvollständig vorliegen, ergibt. [Kaufmann[39]), Allers[38]).]

   a) Vermehrung der Erdphosphate im Harne nach dem Anfalle, und zwar hauptsächlich des Kalziums; ebenso wird Magnesium nach dem Anfalle in erhöhtem Maße ausgeschieden (Féré, Bornstein[66]) u. a.).

   b) Erhöhung der Phosphorsäureausscheidung nach dem Anfalle; diese Erhöhung ist nicht nur auf Rechnung der anorganisch, sondern auch der organisch gebundenen Phosphorsäure zu setzen (Alessi[153]), Mendel[40]), Rivano[147]), Rohde[40]) u. a.).

   c) Vermehrung des Schwefels als Schwefelsäure im Harne und nach den Anfällen. [Kaufmann[39]).]

      Die Schwefelsäure ist sowohl anorganisch als organisch gebunden (gepaarte Schwefelsäure) erhöht. [De Buck[46]), Guidi und Guerri[72]), Kaufmann[39]).]

4. Von größter Bedeutung ist die Stickstoffausscheidung im Harne im Anfalle und im Intervallärstadium, weil wir daraus ja auf den Eiweißstoffwechsel schließen können.

   a) Ein typisches Ansteigen der Gesamtstickstoffausscheidung mit den Anfällen. Die Kurve der Stickstoffausscheidung geht nach den Anfällen rasch zurück und sinkt dann oft abnorm tief ab, so daß im Intervallär- und präparoxysmalen Stadium eine Stickstoffretention anzunehmen ist („zirkulierendes Eiweiß"). [Rohde[40]), Allers[38]).]

   b) Die Harnstoffausscheidung ist nach neuesten Untersuchungen [Rohde[40])] nicht typisch und wesentlich gestört.

   c) Die Ammoniakausscheidung steigt in und nach dem Anfalle an und geht mit der Aziditätsschwankung des Harnes parallel. [Allers[38])].

   d) Die Harnsäureausscheidung ist großen Schwankungen unterworfen, während sie in und nach dem Anfalle meistens erhöht ist [Rohde[40]), Allers[38]), Tintemann[78])], scheinen auch schon im präparoxysmalen Stadium die Harnsäurewerte anzusteigen. Sicher ist der Purinstoffwechsel als solcher als gestört zu bezeichnen. Darauf ist auch das Auftreten von Paraxanthin in erhöhten Mengen nach dem Anfalle zurückzuführen [Rachford[42])].

   e) In einem analogen Verhältnis wie die Harnsäure steht auch das Kreatinin zum Anfalle, das in und nach den Anfällen in erhöhten Mengen im Harne erscheint [Kaufmann[39]), Allers[38])].

   f) Schließlich treten im Harne von Epileptikern nach dem Anfalle adialysable, stickstoffhaltige Körper auf, die peptidartige Substanzen darzustellen scheinen und die Erhöhung des Aminostickstoffes des Harnes nach dem Anfalle begründen [Löwe[73])].

g) Die im Anfalle sehr häufig beobachtete Albuminurie und Zylindrurie [Allers[38])].

5. Während die Zuckerausscheidung im Anfalle in letzterer Zeit bestritten wird (Lugiato), ist das Auftreten von Azeton und Azetessigsäure nach schweren Anfällen, besonders nach einem Status epilepticus, beschrieben worden (Hoppe).

6. Toxizität des Harnes im und nach dem Anfalle, Bourchard und Voisin, gemessen an Tierversuchen durch den Temperatursturz [Pfeiffer und Albrecht[160])].

B. Die pathologischen Veränderungen des Blutes bei Epilepsie.

I. Chemisch-biologische Veränderungen.

1. Das spezifische Gewicht des Blutes ist nur oberflächlich studiert und soll nach Dide[45]) vor den Anfällen herabgesetzt sein.

2. Die alkalische Reaktion des Blutes erleidet bei Epilepsie einige Schwankungen, die nach Schulz nicht wesentlich, nach Lui[47]), Lambranzi[48]), Charon und Briche[49]), Pugh[50]) nach den Anfällen beträchtlich vermindert sein soll.

3. Die Viskosität des Blutes erfährt vor den Anfällen eine Zunahme, nach den Anfällen eine Abnahme [Brown[53])].

4. Der Reststickstoff ist nach Krainsky[37]), Rohde[40]), Allers[38]) nach den Anfällen vermehrt.

5. Der Restkohlenstoff zeigt ebenfalls nach den Anfällen eine Erhöhung (Mancini zitiert nach Allers).

6. **Der Eiweißgehalt des Serums ist bei Epilepsie typisch verändert, indem er als Ausdruck des Blutdruckes mit diesem vor dem Anfalle meist jäh ansteigt und nach demselben absinkt** (neue eigene Befunde).

7. **Der Cholesteringehalt zeigt charakteristische Schwankungen. Vor dem Anfalle Erhöhung, nach dem Anfalle rasches Absinken häufig auf subnormale Werte** (neue eigene Befunde).

8. **Der Antitrypsingehalt steigt vor dem Anfalle an, erreicht mit diesem seinen Höhepunkt, um dann wieder abzusinken** [Rosenthal[186]), Pfeiffer und de Crinis[160]).]

9. **Der Cholesteringehalt verhält sich wie der Antitrypsingehalt** (eigene Befunde).

10. **Die Gerinnung des Blutes ist vor dem Anfalle verzögert. Diese Verzögerung hört unmittelbar nach dem Anfalle auf und macht einem normalen Gerinnungsverhalten oder sogar einer Beschleunigung nach dem Anfalle Platz** (neue eigene Befunde).

11. Auftreten von Fermenten im Serum eines Epileptikers, die spezifisch sind und gegen einzelne Organe — Schilddrüse, Hoden und Hirnrinde — eingestellt sind [Fauser[23]), Meyer[95]), Hippel[96]) und eigene Befunde].

Außer diesen Abwehrfermenten im Sinne Abderhaldens konnten Pighini[56]) und Juschtschenko[57]) Nukleasen feststellen, Fermente, die Nukleinsäuren abbauen.

II. Korpuskuläre Veränderungen des Blutes [Hartmann-di Gasero[93]), Zimmermann[111]), Di Gaspero[112])].

1. Abfall der Gesamtzahl der weißen Blutkörperchen vor dem Anfalle. Vermehrung aller weißen Blutelemente nach dem Anfalle.
2. Die Lymphozyten für sich allein genommen schwanken, und zwar so, daß eine Vermehrung der Lymphozyten, Lymphozytose, mit dem Anfalle zusammenfällt.
3. Die eosinophilen Elemente sind vor und während der Anfälle vermindert, nehmen aber nach den Anfällen wieder zu und überschreiten dabei normale Werte.
4. Die basophilen Elemente zeigen nur bedeutende Schwankungen ohne besondere Charakteristik.

C. Der Liquor cerebrospinalis.

Der Liquor zeigt bei Epilepsie im Chemismus nichts Charakteristisches, ist jedoch aus bisher unbekannten Gründen im Tierversuch giftig [Donath[85]), Dide und Saquepée[88]), Pellegrini[90]) u. a.].

D. Veränderungen des Magensaftes.

Der Magensaft hat postparoxysmal einen erhöhten Säuregehalt und vor dem Anfalle eine Säureverminderung (Fehlen von freier Salzsäure). [Zitiert nach Allers[38]).]

E. Die Veränderungen der übrigen Körpersäfte wie Speichel und Schweiß sind noch nicht eindeutig erhoben worden.

Ich habe die wichtigsten Ergebnisse aus den Stoffwechselversuchen und humoralen Befunden in den Kurven 27 und 28 des Anhanges dargestellt.

In der Kurve 27 habe ich das Diagramm von Rohde in noch die Untersuchungsergebnisse über den Eiweißgehalt, Gerinnungsfähigkeit und Cholesteringehalt des Blutes als Idealwerte meiner Untersuchungsergebnisse eingetragen.

In der Kurve 28 habe ich die von Hartmann und di Gaspero im Handbuche Lewandowsky V (Epilepsie) versuchte Darstellung der humoralen Veränderungen vom Gesichtspunkte der Eiweißzerfallstoxikose komplettiert, indem ich zu dem bisher bekannten Verhalten der weißen Blutelemente Harntoxizität des antitryptischen Serumtitres noch meine Ergebnisse von Eiweißgehalt, Blutgerinnung und Cholesteringehalt des Blutes kurvenmäßig eingezeichnet habe.

V. Schlußbetrachtungen.

Wir sehen somit bei Epilepsie tiefgehende Veränderungen im Chemismus der Körpersäfte und es drängt sich die Frage auf, in welcher Beziehung diese Veränderungen zum epileptischen Anfall stehen.

Diese Beziehungen der humoralen Veränderungen zum epileptischen Anfall kann eine verschiedenartige sein, und es ergeben sich als nächste Fragen:

A. Welche dieser Veränderungen in den Körpersäften sind eine wesentliche Bedingung des Anfalles?

B. Welche dieser Veränderungen sind akzidenteller Natur und
C. Welche dieser Veränderungen sind eine Begleiterscheinung
der im Anfalle beanspruchten Funktionen?

A.

Bei der Sichtung der vorliegenden humoralen Veränderungen des Epileptikers werden wir zunächst alle jene Veränderungen in den Körpersäften Beachtung schenken müssen, von denen wir wissen, daß sie geeignet sein könnten, im Organismus eine giftigen Substanzen ähnliche Wirkung zu erzeugen. Wir haben darauf hingewiesen, daß sich schon das Serum an und für sich im Tierexperiment als giftig erweist. Wenn auch der Befund Agostinis und Cololians sowie auch Cabittos, daß das Blutplasma nach dem Anfalle bei Kaninchen Krämpfe erzeuge, nicht einwandrfei .bestätigt werden konnte, so steht doch fest, daß die pathologischen Veränderungen am Serum des Epileptikers ein so verändertes biologisches Verhalten zur Folge haben, daß daraus geschlossen werden kann, daß toxische Produkte im Serum vorhanden sind.

Nur so wäre es zu erklären, daß nach Ceni Epileptikerblut in Hühnereiern Mißbildungen hervorruft und das Serum eines Epileptikers nach de Buck nach Einverleibung duch Injektion bei einem anderen Epileptiker anfallerregend wirkt.

Auch bei vorsichtiger Beurteilung solcher biologischen Versuche, die von Nachuntersuchern zum Teil bezweifelt werden, sind wir durch die Harntoxizität, die nach dem Anfalle übereinstimmend bestätigt werden konnte, meiner Meinung nach berechtigt vorauszusetzen, daß bei Epilepsie nach dem Anfalle, in den Körpersäften toxisch wirkende Produkte enthalten sind die aus dem Blute durch die Nieren ausgeschieden werden können (Pfeiffer).

Über die chemische Konstitution dieser toxisch wirkenden Körper ist allerdings nichts Sicheres bekannt.

Löwe nimmt an, daß diese Körper identisch sind mit jenen adialysablen, stickstoffhaltigen Körpern im Harn, die nach Anfällen vermehrt ausgeschieden werden, im Tierexperiment anfallerzeugend wirken und sie sind von ihm als „Pesotoxine" bezeichnet worden.

Wenn wir aber im Blute vor und während des Anfalles ein toxisches Agens annehmen, daß nach dem Anfalle zum Teil im Blute, sicher aber im Harne nachgewiesen wurde, so liegt es nahe, auch anzunehmen, daß diese toxischen Körper mit dem Anfall insofern in Beziehung stehen, als sie eine Bedingung für den Anfall darstellen können.

Die Tatsache des Erscheinens von toxischen Körpern im Harne nach dem Anfalle berechtigt vorderhand wohl zur Voraussetzung von der Anwesenheit ebensolcher vor und während des Anfalles im Blute. Die Tatsache (Pfeiffer und Albrecht), daß in Fällen chronisch epileptischer Veränderung die Toxizität des Harnes im Intervallärstadium vorhanden bleibt und vor den Anfällen sinkt, legt die ungezwungene Deutung nahe, daß die toxischen Produkte im Serum vor dem Anfalle aus irgendeinem Grunde retiniert werden und sie es sind, welche eine wesentliche Bedingung zur Auslösung so die Schädigung des Zentralnervensystems steigern des epileptischen Anfalles darstellen.

Ist solcherart ein giftig wirkender Körper in der Blutbahn für die Anfälle verantwortlich zu machen, so erhebt sich nun die Frage, wie man sich das Entstehen desselben im Organismus des Epileptikers vorzustellen hätte.

Hartmann hat wohl als erster auf greifbare Beziehungen endogener Vergiftungen des Nervensystems zu anaphylaktischen Zuständen hingewiesen und hat auf Grund der damals bekannten humoralpathologischen Veränderungen im anaphylaktischen Schock auf die Analogie mit dem epileptischen Anfalle hingewiesen. Die bekannten Toxizitätsschwankungen im Harn, die Veränderungen im Blutbild und der antitryptische Serumtiter sowie die jetzt gefundenen Analogien in der Gerinnungsfähigkeit des Blutes und im Verhalten des Lipoidstoffwechsels vervollkommnen die Stützen für eine solche Anschauung.

Wie Pfeiffer nun für die Anaphylaxie zur Annahme kommt, daß der anaphylaktische Schock einem jäh auftretenden Vergiftungszustand durch Überschwemmung mit giftigen Eiweißspaltprodukten gleichzusetzen ist, so sprechen die toxischen humoralen Erscheinungen am Organismus nach dem epileptischen Anfalle auch hier für eine analoge Annahme. (Harntoxizität, Toxizität des Serums in biologischer Hinsicht, Gerinnungsverzögerung.)

Im anaphylaktischen Zustande sind bei dem mit einer Eiweißart sensibilisiertem Tiere Fermente nachweisbar, die diese Eiweißart auch in vitro abzubauen imstande sind. In Analogie dürfen wir die bei Epilepsie vor, während und nach dem Anfalle auftretenden Fermente, die gegen einzelne Körperorgane eingestellt sind, als Erscheinungen einer pathologisch vor sich gehenden Innersekretion und eines ebensolchen Stoffwechsels auffassen.

Für einen pathologisch ablaufenden Stoffwechsel sprechen aber auch die Ergebnisse des Gesamtstoffwechsels, besonders im Intervallärstadium.

Der Gesamtstoffwechsel zeigt nämlich eine Stickstoffretention im Intervallärstadium, ohne daß es zu einem Eiweißansatz und damit zu einer Änderung des Gewichtes käme.

Allers spricht daher von einer Vermehrung des „zirkulierenden Eiweißes" Ob dieses noch hochmolekular ist oder nicht, ist wohl noch nicht zu entscheiden. Immerhin ist es auffällig, daß vor dem Anfalle mit der Retention des zirkulierenden Eiweißes auch die Gerinnung des Blutes verzögert ist — wie bei der Peptonvergiftung und dem anaphylaktischen Schock.

Bemerkenswert ist nun der Zusammenhang mit den humoralen Veränderungen, die bisher bekannt sind:

Im intervallären und präparoxysmalen Stadium Stickstoffretention in der Form des hypothetischen „zirkulierenden Eiweißes". Nach dem Anfalle erscheint im Harn ein toxischer Körper (Pfeiffer), der nach Löwe durch das adialysable stickstoffhaltige Pesotoxin repräsentiert wird.

Es ist daher die Ansicht vertretbar, daß die N-Retention vor dem Anfall eine wesentliche Bedingung des Anfalles darstelle.

Auch die Deutung der von mir erhobenen Cholesterinbefunde wird von dieser Seite betrachtet möglich.

Nach Jobling, Peterson und Eggstein haben wir uns den anaphylaktischen Schock so vorzustellen, daß durch die Behandlung des sensibilisierten Tieres eine Veränderung der Dispersität der kolloidalen Lipoide durch Immunvorgänge eintritt. Durch diese Veränderung der Dispersität der Lipoide ändert sich auch deren Wirksamkeit. Da nun gewisse Lipoide Hemmungskörper für die Fermenttätigkeit darstellen, wird durch ihre Ausschaltung die Fermenttätigkeit nicht mehr so reguliert und niedergehalten, als es der Stoffwechsel des Organismus erfordert, sondern es werden durch die Fermente jene Körper — Eiweißkörper — abgebaut, gegen welche die Fermente gerichtet waren. Bei diesem Abbau bilden sich giftige Spaltprodukte, die das Bild des anaphylaktischen Schockes verursachen.

Das Cholesterin ist nun, wie ich gefunden habe, ein Lipoidkörper, der die Fermenttätigkeit zu hemmen vermag.

Es darf daher die Vermutung ausgesprochen werden, daß im Sonderfalle der Epilepsie der Organismus in seinem Bestreben, die Fermenttätigkeit (die ja vor dem Anfalle durch Stoffwechselvorgänge eine Veränderung erfährt), niederzuhalten zur Ausschüttung seines Cholesterindepots in die Blutbahn gezwungen ist. Es wäre daher dieses Bestreben des Organismus als ein Selbstschutz zu bezeichnen, der manchmal ausreichen wird, um den epileptischen Anfall zu verhindern (Serologisches Äquivalent).

Außer den chemisch noch nicht genauer erfaßbaren, nur durch ihre biologische Wirksamkeit erkannten toxischen Produkten einer Stoffwechselstörung beim epileptischen Anfalle kommt eine wachsende Bedeutung auch den Schwankungen der Harnsäure, nach Rachford insbesondere des Paraxanthius (eines Methyl purins) zu.

Sie wird als anfallerregend bezeichnet und konnte nach dem Anfalle auch in erhöhten Mengen im Harne nachgewiesen werden.

Auch diese Produkte entstammen dem Eiweißstoffwechsel (der Nukleoproteide) und ist ihre pathologische Vermehrung ein Teilbestand der allgemeinen epileptischen Stoffwechselstörung. Es kommt ihnen deshalb eine besondere Bedeutung zu weil sie bisher nur bei Epilepsie und Migräne beobachtet wurden.

Zählen wir die oben angeführten humoralen Veränderungen zu den wesentlichen Bedingungen für den Anfall, so lassen sich andere humorale Veränderungen auf diese zurückführen.

Vor allem sind die Gerinnungserscheinungen bei Epilepsie vor dem Anfall auf die Anreicherung des Blutes mit hochmolekularen Eiweißspaltprodukten („zirkulierendes Eiweiß"), wie wir das schon oben ausführten, zu beziehen.

Auch die Steigerung des Antitrypsingehaltes des Blutes ist eine Erscheinung welche von der Cholesterinerhöhung vor dem Anfalle abhängig ist, wie ich dies auch experimentell verfolgen konnte.

Nicht zuletzt ist auch die Abnahme der Gesamtzahl der weißen Blutzellen ein Symptom für die Überschwemmung des Organismus mit giftigen Eiweißspaltprodukten, genau so wie beim anaphylaktischen Schock und der Peptonvergiftung.

B.

Für gewisse andere Erscheinungen im humoralpathologischen Verhalten können wir vorläufig annehmen, daß sie akzidenteller Art sind, oder mit dem Anfalle in zunächst noch nicht greifbaren, jedenfalls aber nicht in unmittelbar ursächlichen Beziehungen steht.

Hieher gehört vor allem die Erhöhung des Serumeiweißgehaltes vor dem Anfall und der Abfall desselben nach dem Anfall. Wie ich zeigen konnte, ist der Serumeiweißgehalt vom Blutdrucke abhängig und er steht in einem direkt proportionalen Verhältnis zu ihm.

Die typischen Schwankungen des Serumeiweißgehaltes sind daher nichts anderes als der Ausdruck der Blutdruckschwankungen bei Epilepsie.

Daß die Blutdruckveränderungen ihrerseits aber wieder von anderen, bisher noch nicht erfaßten Störungen im Organismus hervorgerufen werden, ist wohl sicherstehend.

Ob diese die Blutdruckschwankungen hervorrufenden Störungen im Organismus für die Pathogenese der Anfälle von wesentlicher Bedeutung sind, ist vorläufig noch nicht ermittelt worden. Nach den vor dem Anfalle gefundenen Blutdruckerhöhungen wäre wohl zu erwarten, daß durch die Blutdrucksteigerung auch der Filtrationsdruck der Nieren und damit auch die Harnausscheidung vermehrt werden sollte. Wenn daher vor dem Anfalle die Harnmenge von einzelnen Autoren klein gefunden wurde, so liegt darin ein bemerkenswerter Widerspruch, der auf eine Nierenschädigung bei Epilepsie vor und im Anfall zurückgeführt werden kann; hat ja auch Allers eine solche für das Zustandekommen der paroxysmalen Albuminurie und der Zylindrurie angenommen (Säurequellung).

C.

Die humoralen Veränderungen, welche endlich als Begleiterscheinung der im Anfalle beanspruchten Funktion aufzufassen sind, sind durch die Stoffwechselversuche besser geklärt.

So können wir gewisse Erscheinungen auf die motorische Inanspruchnahme des Organismus zurückführen, und zwar vor allem auf die Muskeltätigkeit, und die Sauerstoffverarmung durch die Atmungsbehinderung. Die erhöhte Muskeltätigkeit hat einen erhöhten Stickstoffstoffwechsel zur Folge, da durch die erhöhte Muskelarbeit im Anfalle Muskeleiweiß zugrunde geht. Daher Steigerung der Gesamtstickstoffausfuhr, Vermehrung der Kreatininausscheidung im Harn; auf die gesteigerte Muskeltätigkeit im Anfalle ist auch die Erhöhung der Phosphorsäure-, Schwefelsäure- und Milchsäurewerte zurückzuführen, wodurch die H-Ionenkonzentration (Azidität) im Blute und im Harne eine Steigerung erfährt. Dagegen sucht sich der Organismus zu schützen, indem er den Stickstoff der Harnstoffbildung entzieht und ihn in Form von Ammoniak an Säuregruppen als Salz bindet. Die Ammoniak- und die Ammoniakstickstoffwerte, welche den Ausdruck der unvollständig verbrannten Eiweißkörper sind, sind auch der Grund der Erhöhung des Reststickstoffes nach dem Anfall.

Haben wir für die Deutung bisher besprochener Veränderungen im Chemismus der Körperflüssigkeiten Anhaltspunkte im Stoffwechsel des Epileptikers gefunden, so stehen andere humorale Veränderungen noch zur Diskussion.

So sei auf die Veränderung des Magensaftes hingewiesen, der vor dem Anfalle eine Säureverminderung aufweist, die dann nach dem Anfalle einer Erhöhung der Säurewerte Platz macht. Können wir die Säurevermehrung nach dem Anfall auf die Aziditätszunahme im Blut zurückführen, so fehlt uns die Erklärung für die Säureabnahme vor dem Anfalle. Daß diese Säureabnahme vor dem Anfalle dyspeptische Verdauungsstörungen zur Folge haben kann, die ihrerseits wieder intestinale Intoxikationen hervorrufen können, sei nur andeutungsweise erwähnt.

Die Ansicht Allers, die präparoxysmalen Veränderungen des epileptischen Anfalles von den postparoxysmalen grundsätzlich zu trennen, erfährt daher durch meine Befunde eine weitere Stütze.

Es bleibt ein großes Verdienst Allers, die bis dahin ziemlich regellos fest-gestellten Einzeltatsachen des pathologischen Stoffwechsels in klare Beziehungen zu den klinischen Erscheinungen gebracht zu haben. Er darf wohl als der erste bezeichnet werden, welcher durch die Annahme der Retention des Stickstoffes in Form des „zirkulierenden Eiweißes" im präparoxysmalen Stadium den Kern-punkt der Beziehungen zwischen Stoffwechselstörungen und Anfall erfaßt zu haben.

Wir ersehen aus den Ergebnissen der Stoffwechselchemie und dem Studium der humoralen Veränderungen bei Epilepsie, daß die fermentativen Vorgänge des Stoffwechsels eine wesentliche Abänderung erfahren haben müssen.

Es darf nach allem mit größter Wahrscheinlichkeit als feststehend bezeich-net werden, daß toxische Zwischenprodukte des Eiweißstoffwechsels das Er-gebnis dieses pathologischen Vorganges sind.

Mit gleicher Sicherheit darf diesen toxischen Produkten die krampferregende Wirkung beigemessen werden.

Die fermentativen Stoffwechselvorgänge sind von dem hemmenden oder fördernden Einflusse der Lipoide abhängig. Diese können demnach als deren Regulatoren bezeichnet werden.

Infolge der von mir beim epileptischen Anfalle gefundenen Veränderungen des Lipoidstoffwechsels, zunächst des Cholesterins, wird ein neuer Ausgangs-punkt für die Einleitung des pathologischen Stoffwechselablaufes beim epilep-tischen Anfalle aufgedeckt.

Hat die von Hartmann angenommene Analogie des anaphylaktischen Schocks mit dem epileptischen Anfalle durch die seitherigen Ergebnisse der Stoffwechsel-untersuchungen und humoralen Veränderungen noch weitere Stützen erhalten, so glaube ich mich auf Grund meiner Ergebnisse in Hinsicht der die Ferment-wirkung hemmende Leistung des Cholesterins zur Annahme berechtigt, daß auch im anaphylaktischen Schock der pathologische Ablauf der Fermentwirkung (Stoff-wechsel) durch eine Beeinträchtigung der Leistungen von Lipoiden, speziell des Cholesterins, eingeleitet wird.

Die von mir auf Grundlage dieser Tatsachen im Lipoidstoffwechsel begonnenen Versuche der Behandlung des epileptischen Anfalles haben bisher außerordent-lich günstige Erfolge aufzuweisen und bestätigen praktisch die Ergebnisse meiner Untersuchungen[1]).

---

[1]) Wird anderwärts veröffentlicht. H. Pfeiffer hat auf diese meine Versuche schon in einem Vortrage (Wien. klin. Wochenschr. 1919, Nr. 52) hingewiesen.

VI. Kurvenmäßige Darstellung der Ergebnisse aus den Stoffwechselversuchen und den humoralen Befunden.

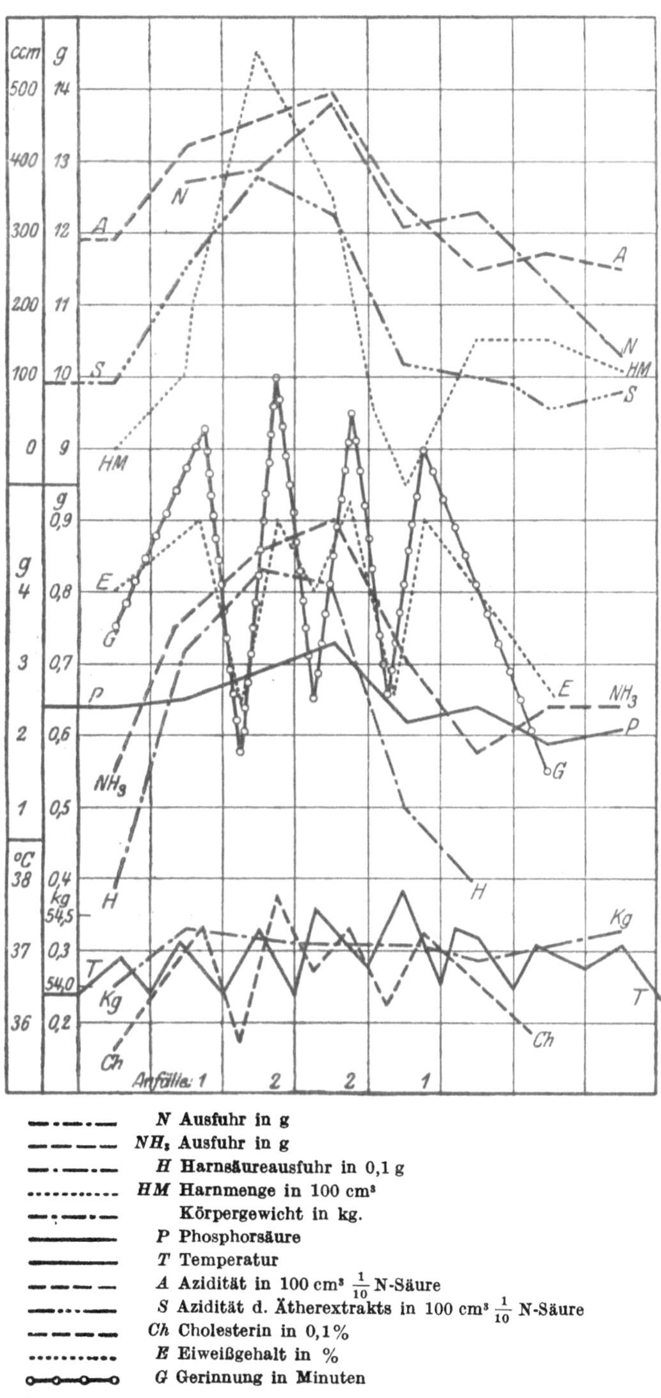

Kurve 27. Stoffwechseldiagramm nach Rohde, durch die eigenen Befunde vervollständigt.

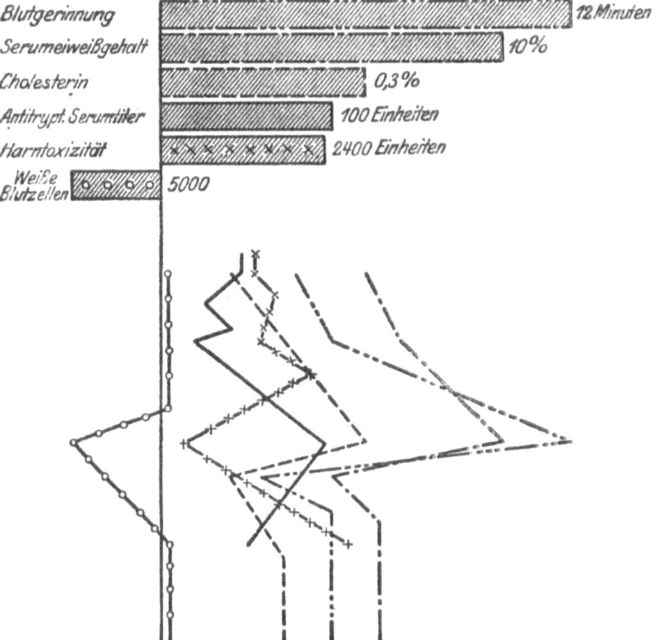

Kurve 28. Kurvenmäßige Darstellung der humoralen
Veränderungen vor. im und nach dem Anfalle.

VII. Literatur.

Einleitung A.

1. Zitiert nach H. Pfeiffer, Das Problem der Eiweißanaphylaxie. Fischer, Jena 1910.
2. Lewis, Journ. of experim. med. 1907.
3. Flexner, Journ. of experim. med. 1908.
4. Hericourt und Richet, Compt. rend. de la soc. de biol. 1898.
5. Behring und Kitachima, Berl. klin. Wochenschr. 1901.
6. Knorr, Habilitationsschrift Marburg 1895.
7. Salomonson und Madsen, Ann. de l'inst. Pasteur 1897.
8. v. Pirquet und Schick, Die Serumkrankheit. Leipzig-Wien 1905.
9. Chauffard, Boidur und Laroche, Anaphylaxie hydalique experimental C. R. **67**. 1909.
10. Wolff-Eisner, Das Heufieber. München, Lehmann 1906.
11. Weichard und Pilz, Experimentelle Studien über Eklampsie. Münch. med. Wochenschrift 1906.
12. Rosenan und Anderson, Journ. of the Amer. med. assoc. **62**. 1906.
13. R. Franz, Wien. klin. Wochenschr. 1911, Nr. 51; Arch. f. Gynäkol. **96**, Nr. 1.
14. Friedberger, Fortschritte der deutschen Klinik, II. Bd. Urban und Schwarzenberg 1911.
15. Zit. nach Friedberger, l. c.
16. a) H. Pfeiffer, Wien. klin. Wochenschr. 1911, Nr. 16; diese Zeitschr. 1911, Heft 5/6, Heft 1.
    b) Pfeiffer und Mita, Zeitschr. f. Immunitätsforsch. 4. 1909; 6, Heft 1 u. 5. 1910.
    c) Pfeiffer und Albrecht, Zeitschr. f. d. ges. Neurol. u. Psych. 9, Heft 3. 1912.
    d) Pfeiffer und Jarisch, Zeitschr. f. Immunitätsforsch. 16, 1912.
    e) Pfeiffer, Neue Gesichtspunkte zum Nachweis von Eiweißzerfallstoxikosen. Mitt. d. Ver. d. Ärzte in Steierm. 1912, Nr. 8.
    f) Pfeiffer und de Crinis, Zeitschr. f. d. ges. Neur. u. Psych. 18, Heft 4. 1913.
17. Jasch, Münch. med. Wochenschr. 1913.
18. I. Rosenthal, Zeitschr. f. d. ges. Neur. u. Psych. 1910.
19. Simonelli, Riv. di Pathologica nervosa e mentale 1910.
20. Juschtschenko, Zeitschr. f. d. ges. Neur. u. Psych. 8, Heft 2. 1911.
21. R. Franz, Arch. f. Gynäkol. 1914.
22. Abderhalden und Pinkussohn sowie andere Mitarbeiter zahlreicher Arbeiten in der Zeitschr. f. physikal. Chemie 1909—1911.
23. Fauser, Münch. med. Wochenschr. 1913, Nr. 11.
24. Binswanger, Münch. med. Wochenschr. 1913, Nr. 42.
25. Wegener, Münch. med. Wochenschr. 1913, S. 1197; 1914, S. 15.
26. Kafka, Zeitschr. f. d. ges. Neur. u. Psych. 18. 1913; Med. klin. Wochenschr. 1914, Nr. 4.
27. Johannes Fischer, Dtsch. med. Wochenschr. 1913, Nr. 44.
28. de Crinis, Fermentforschung 1, Heft 4.
29. Jessen, Med. Klin. 9. 1913.
30. Lampé, Münch. med. Wochenschr. 61. 1914.
31. Abderhalden, Fermentforschung 1.
32. Allmann, Dtsch. med. Wochenschr. 40. 1914.
33. Oeller und Stephan, Münch. med. Wochenschr. 41. 1914.
34. Epstein, Wien. klin. Wochenschr. 26, Nr. 17.
35. de Crinis und Mahnert, Fermentforschung 2, Heft 2.
36. Anton Alle, zit. nach Binswanger, Epilepsie.
37. a) Nothnagel, Dtsch. Archiv f. klin. Med. 1886.

Literatur.

37. K`rainsky, Allg. Zeitschr. f. Psych. 1898.
38. Allers, Journ. f. Psychol. u. Neurol. **16.** 1910; Zeitschr. f. d. ges. Neur. u. Psych Sammelreferat **4.** 1912.
39. Kaufmann, Stoffwechsel bei Psychosen II. Epilepsie. Jena 1908.
40. Rohde, Dtsch. Archiv f. klin. Med. **75.** 1908.
41. Haig, Berlin 1910.
42. Rachford, Med. News 1894.
43. Vorster, zit. nach Kraepelin, Psychiatrie 1913.
44. Feré, zit. nach Kraepelin, Psychiatrie 1913.
45. Dides, zit. nach Kraepelin, Psychiatrie 1913.
46. De Buck, Bull. de la soc. de med. experim. de Belgique 1907.
47. Lui, Riv. sperim. de freniatria **24,** 1. 1898.
48. Lambrazani, Riv. di Patologica nervosa e mentale 1894.
49. Charon et Briche, Arch. de Neurol. 1897.
50. Pugh, Journ. of mental Sc. **49,** 71. 1903.
51. Masoin, Ann. méd. physiolog. **63,** 416; Arch. de phyrmacodynamie. Paris 1904.
52. Araki, Zeitschr. f. physiol. Chemie **15.** 1891.
53. Brown, Journ. of mental Sc. **56.** 1910.
54. Rosenthal, Zeitschr. f. Neurol. u. Psych. **3.** 1910.
55. Pfeiffer und de Crinis, Zeitschr. f. d. ges. Neur. u. Psych. **18,** S. 435.
56. Pighini, Biochem. Zeitschr. **33.** 1911.
57. Juschtschenko, Zeitschr. f. d. ges. Neur. u. Psych. **8.** 1911.
58. Agostini und Cololian, zit. nach Kraepelin, Psychiatrie 1913.
59. Ceni, Riv. sperim. de Freniatria 1910.
60. Catola, zit. nach Kraepelin.
61. Hebold und Bratz, zitiert nach Kraepelin.
62. Sala und Rossi, Neurol. Centralbl. 1903.
63. Teeter, Amer. journ. of insanity **51,** 330.
64. Flint, New York med. Journ. 1897.
65. Pighini, Zeitschr. f. d. ges. Neur. u. Psych. **4.** 1911.
66. Hornstein, Zeitschr. f. d. ges. Neur. u. Psych. **6.** 1911.
67. Feré, Compt. rend. de la soc. de biol. 1890.
68. Alessi und Pieri, Il maniscomio **18.** 1902.
69. Rabow, Arch. f. Psych. **7.** 1877.
70. Blanda, Il Pisani **29.** 1908.
71. Journ. of Physiol. **23.**
72. Guide e Gueri, Ann. de Istituto psych. della R. Univ. die Roma **3.** 1904.
73. Loewe, Zeitschr. f. d. ges. Neur. u. Psych. **4.** 1911.
74. Pacoli, zit. nach Kraepelin.
75. Huppert, Arch. f. Psych. **7.** 1877.
76. Voisin, L'épilepsie. Paris 1897.
77. Voisin et Peron, Arch. de Neurol. **23.** 1892.
78. Tintemann, Handschr. f. Psych. u. Neurol. **24.** 1908.
79. Rossi, Ann. di freniatria **5.** 1895.
80. Skuletzky, zit. nach Kraepelin.
81. Tomassini, Il Manicomio **24.** 1908.
82. Baugh, Journ. of mental Sc. **56.** 1910.
83. Kempner, Dtsch. Arch. f. klin. Med. 1905.
84. Cabitto, Riv. sperim. di Freniatria **23.** 1897.
85. Donath, Med. News **86.** 1905.
86. Kutscher und Rielander, zit. nach Kraepelin.
87. Kaufmann und Handelsmann, zit. nach Kraepelin.
88. Dide und Saquepec, Tribune med. **30,** 1899.
89. Pelegrini, zit. nach Kraepelin.
90. Subsol, zit. nach Kraepelin.
91. Bourchard, Compt. rend. Arch. Soc. **182.**
92. Voision, Epilepsie. Paris 1897.
93. a) Hartmann u. Schrottenbach, Handbuch d. Neurologie, **3,** 1108.

93. b) Hartmann, Verhandlungen deutscher Nervenärzte, 82, Hamburg 1912.
93. c) Hartmann und di Gaspero Lewandowsky, Handbuch der Neurologie, V.
94. Pfeiffer, Wien. klin. Wochenschr. 1909.
95. Mayer, Münch. med. Wochenschr. 1914.
96. Hippel, Fermentforschung 1. 1915.
97. Fuchs und Rosenthal, Wien. med. Presse 1904.
98. Naegeli, Blutkrankheiten und Blutdiagnostik. Lehrbuch. Leipzig 1912.
99. Lundwall, Hygiea 1907, Nr. 11.
100. Jödicke, Münch. med. Wochenschr. 1913, Nr. 20.
101. Sauer, Dtsch. Zeitschr. f. Nervenheilk. 49. 1913.
102. Schultz, Monatsschr. f. Psych. u. Neurol. 64. 1907.
103. v. Schilling - Torgan, Dtsch. med. Wochenschr. 1911.
104. v. Hoesslin, Münch. med. Wochenschr. 1907—1913.
105. Krumbmiller, Wien. klin. Wochenschr. 1902.
106. Bruce und Perbles, Journ. of mental Sc. 1904.
107. Neusser, Wien. med. Presse 1892.
108. Gorrieri, Zeitschr. f. d. ges. Neur. u. Psych. 1913.
109. Morselli, Epilepsie 1909.
110. Campioni, Zeitschr. f. d. ges. Neur. u. Psych. 1910.
111. Zimmermann, Zeitschr. f. d. ges. Neur. u. Psych. 28. 1915.
112. di Gaspero, Arch. f. Psych. u. Nervenkrankheiten 59. 1918.
113. Schlecht, Münch. med. Wochenschr. 1913, Nr. 13.
114. Schlecht, Arch. f. experim. Pathol. u. Therapie 1912; Dtsch. Arch. f. klin. Med. 1910.
115. Biedl und Kraus, Wien. klin. Wochenschr. 1909, Nr. 11; 1910, Nr. 11.
116. Pirquet und Schick, Die Serumkrankheit. Wien 1907.
117. Bienenfeld, Jahrb. f. Kinderklin. 65. 1909.

Schwankungen des Serumeiweißgehaltes.

118. Reiss, Ergebnisse der intern. Med. u. Kinderheilk. 10. 53. 1903.
119. Herlitzka, Biolog. 1. Nr. 2, 1907; Arch. ital. der biol. 1907.
120. Robertson, Journ. of Biolog. Chem. 8. 1910.
121. de Crinis, Monatsschr. f. Psych. u. Neurol. 42, Heft 2, S. 69.
122. Böhme, Dtsch. Arch. f. klin. Med. 1911, S. 103.
123. Schwenker, Inaug.-Diss. Kiel 1911.
124. Strauss, Zeitschr. f. klin. Med. 60, 501. 1906.
125. Widal, Benard und Vaucher, Rec. a. men. mol. med. et chirurg. Juli 1911.
125. a) Tuffier e Mante, Indice de refract. du serum sanguin. dans les affections chirurgicales Tribune med. 1905.
126. Cramer, Münch. med. Wochenschr. 1892.
127. Erb, Arch. f. klin. Med. 88, 36.
128. Besta, Epilepsie I. 1910, S. 416.

Gerinnung.

129. Zack, Arch. f. experim. Pathol. u. Therapie 71. 1912.
130. Bordet und Delange, zit. nach dem Arch. f. experim. Pathol. u. Therapie 71, Heft 4.
131. Vierordt, Arch. f. Heilk. Jg. 19, S. 193. 1878.
132. Bürker, Arch. f. d. ges. Physiol. 102, 36.
133. Schmerz und Wischo, Mitt. a. d. Grenzgeb. d. Med. u. Chir. 30, Heft 2. 1917.
134. Ebeler, Zeitschr. f. Geburtshilfe u. Gynäkol. 36, Heft 2.
135. Bauer, XXV. Deutscher Kongreß für innere Medizin in Wiesbaden 1913; J. Bauer Marianne Bauer, Jocke, Münch. med. Wochenschr. 1914, S. 320.
136. Kanders, Münch. med. Wochenschr. 1907, S. 397.
137. Hauptmann, Vortrag auf der 34. Wanderversammlung der süddeutschen Neurologen und Irrenärzte, Baden-Baden 1913.
138. Addis, Edinburgh Med. Journ. Juli 1910.
139. Magnus und Alsleben, Zeitschr. f. klin. Med. 80, Heft 2.
140. Engelmann und Ebeler, Monatsschr. f. Geburtshilfe 36, Heft 2.
141. Besta, Riforma med. 1906, Nr. 43 (Epilepsie I, 1910).

142. Perugin, R.Horgagni. Okt. 1908.
143. Turner, Journ. of mental Sc. 53. 1907.
144. Bürker, Archiv. f. d. ges. Physiol. 102, 118.
145. Kaufmann, Der Stoffwechsel bei Psychosen. II. Epilepsie. Jena 1908.
146. Masoin, Arch. f. d. Pharmakodynamie. Paris 1908.
147. Rivano, Ann. di freniatria 2, 105. 1889.
148. Roncoroni, Arch. di Psiciatrica 24. 1903.
149. Teeter, Amer. journ. of insanity 51, 330.
150. Vires, Montpellier méd. 20, 225. 1905.
151. Krainsky, Charkow 1896, zit. nach Allers Zeitschr. f. d. ges. Neur. u. Psych. 4, 833
     1912.
152. Agostini, Riv. sperim. di Freniatria 18, 483. 1892.
153. Alessi, Riforma med. 1896.
154. Stadelmann, Allg. med. Zentralztg. 1906, S. 829.
155. Haig (2. Aufl.). Berlin 1910.
156. Klein, Neurol. Centralbl. 27, 277. 1908.
157. Tomini, L'epilepsie. Torino 1890.
158. Pfeiffer, Mitt. d. Ver. d. Ärzte in Steiermark 1912, Nr. 2.
159. Feré, Les epilepsies et de epileptique. Paris 1890.
160. Lepine et Jacquin, Rev. de Med. 1879.
161. Voisin et Oliviero, Compt. rend. de la soc. de biol. 1892.

Über den Lipoidgehalt im Serum bei Epilepsie.

162. Ivar Bang, Ergebn. d. inn. Med. u. Kinderheilk. 3, 447. 1909.
163. Goodman, Hofmeisters Beitr. 9, 91. 1907.
164. Adami und Anhoff, Prov. Royal. Sec. 78, 395. 1906.
165. Panzer, Zeitschr. f. physikal. Chemie 48, 519. 1906; 54, 239. 1907.
166. Windaus, Zeitschr. f. physikal. Chemie 65, 110. 1910.
167. Kawamura, Die Cholesterinverfettung. Fischer, Jena 1911.
168. Flint, Stercorine and cholesterinaemia. New York med. Journ. 1897.
169. Pighini, Zeitschr. f. d. ges. Neur. u. Psych. Orig. 4, 629. 1911.
170. Authenrieth und Funk, Münch. med. Wochenschr. 1913, S. 1243.
171. Wacker und Hueck, Arch. f. experim. Pathol. u. Therapie 41, 373.
172. Hufmann, Minni Zentralbl. f. Gynäkol. 1915, Heft 2—3.
173. Stepp, Münch. med. Wochenschr. 1918, Nr. 29, S. 781.
174. Dtsch. Arch. f. klin. Med. 1918, S. 128.
175. Weltmann, Münch. med. Wochenschr. 1913, S. 1284.
176. Havers Bacmeister, Dtsch. med. Wochenschr. 1914, S. 386.
177. O. Weltmann, Münch. med. Wochenschr. 1913, S. 1384.
178. Binswanger, Die Epilepsie. Hölder, Wien und Leipzig 1913.
179. Binswanger, Münch. med. Wochenschr. 60, 2321. 1913.
180. Mayer, Münch. med. Wochenschr. 61, 703. 1914.
181. v. Hippel, Fermentforschung 1, 233. 1915.
182. Jobling, Petersen und Eggstein, Zeitschr. f. Immunitätsforsch. 24. 1916.
183. Jobling, zit. nach Jobling und Petersen, Zeitschr. f. Immunitätsforsch. 23, 71. 1915
184. Jobling und Petersen, Zeitschr. f. Immunitätsforschung 23, 71. 1915.
185. Jobling und Petersen, Zeitschr. f. Immunitätsforsch. 24, 292. 1915.
186. Rosenthal, Zeitschr. f. d. ges. Neur. u. Psych. 3, 588. 1910.
187. Rosenthal, Folio serologica 6, 285. 1910.
188. Thudichum, Die chemische Konstitution des Gehirnes des Menschen und der Tiere.
     Tübingen 1901.
189. Benedicenti, zit. nach Allers 38.
190. Ruszniak. Deutsche med. Wochenschr. 1912, Nr. 4.
191. Schneider, Monatsschr. f. Psychiatrie 45, 1919.

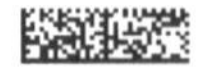